Tanja Wolf

Murks im Mund

Inhalt

Einleitung

Die Zahnarztpraxis – ein Basar ohne Transparenz

Manchmal haben Patientenvertreter richtig Wut im Bauch. Wenn gegen Zahnärzte zahlreiche Beschwerden oder Anzeigen vorliegen, diese aber trotzdem weiterarbeiten können.

– So wie in Hannover, wo sich seit 2010 mehr als 120 Patienten zusammengeschlossen haben, die sich alle vom gleichen Zahnarzt getäuscht und falsch behandelt fühlen. In einem der größten Zahnarztskandale in Deutschland wird seit Jahren ermittelt. Doch der Zahnarzt konnte auch Ende 2013 nahezu uneingeschränkt praktizieren und umfangreich für sich werben.

– So wie ein auf Angstpatienten spezialisierter Zahnarzt aus Regensburg, der Patienten in Vollnarkose behandelte, aber entgegen allen Regeln der Kunst Zähne abschliff, Wurzelkanäle schlecht füllte und zudem teils fünfstellige Rechnungen schrieb. Der von der örtlichen Presse als »Horror-Zahnarzt« titulierte Dr. H. erhielt Mitte 2013 vom Amtsgericht einen Strafbefehl über ein Jahr Haft auf Bewährung und 1.500 Euro Geldstrafe.

– So wie ein Zahnarzt aus Havelberg im Landkreis Stendal, Sachsen-Anhalt. Obwohl er sich so gut wie alles zuschulden kommen ließ, was in dieser Branche möglich ist, dauerte es fünf Jahre, bis ihm die Approbation entzogen wurde. Die Medien nannten ihn »Doktor Zahnlos«: Er zog einmal 20 und einmal elf Zähne in je einer Vollnarkose, teilweise ohne Einwilligung und ohne Befund. Dazu kamen Verfahren wegen Abrechnungsbetruges und fahrlässiger Körperverletzung, das unrechtmäßige Führen des Doktortitels sowie ein Verstoß gegen das Betäubungsmittelgesetz.

- So wie in Köln die Zahnärztin Gisa P., die als »Frau Dr. Horror« von 1998 bis 2000 Patienten massiv schädigte und danach in zwei weiteren Bundesländern praktizierte, obwohl Patientenberater offensiv alle Instanzen informiert hatten.

Das seien Einzelfälle, sagt die Standesführung der Zahnärzteschaft dann regelmäßig. Belegen kann sie das bislang allerdings kaum. Denn die Behandlungsqualität in der Zahnmedizin wird nicht erfasst. Natürlich gibt es gute Zahnärzte. Aber wie viele gut sind und wie viele schlecht, kann man nur schätzen. Am Praxisschild oder an der Internetseite eines Zahnarztes kann ein Patient es meist nicht erkennen. Denn die zahnmedizinische Fortbildung ist so unübersichtlich, dass für Patienten ein Dünnbrettbohrer genauso qualifiziert aussehen kann wie ein echter Könner. Blender gibt es auch unter Zahnärzten. Und nicht alle schwarzen Schafe machen Schlagzeilen. Zahnärzte, die zu teure Therapien empfehlen, die jahrelang Karies übersehen, die Implantate falsch positionieren oder gesunde Zähne ruinieren, haben trotz diverser Kontrollmechanismen wenig zu befürchten. Einzelne Untersuchungen haben immer wieder deutliche Qualitätsmängel zutage gefördert. Aber meist verschwanden diese Studien in Schubladen. Eine kritische Haltung ist in der Branche nicht förderlich für die Karriere.

Patienten können nicht sehen, was der Zahnarzt in ihrem Mund macht, sie können kaum überprüfen, welche Qualität das hat, was es kosten darf und welche Lösung wirklich notwendig ist. Das, medizinisch betrachtet, kleine Feld der Zahnheilkunde ist extrem kompliziert. Der mündige Patient, der gut informiert ist und gleichberechtigt mit dem Zahnarzt entscheidet – kaum irgendwo wäre er nötiger als in der Zahnmedizin, und kaum irgendwo sind wir weiter davon entfernt. Gold und Keramik, Inlay und Implantat, Gesichtsscanner und Laser – alles ist möglich, aber was ist richtig?

Der Wettbewerb zwischen Zahnärzten um den Patienten ist längst Realität. Zahnärzte schalten Anzeigen, locken mit Rabattaktionen für Zahnreinigungen und werben im Internet für Implantate oder schonende Behandlungen mit Hypnose.

In diesem Bereich der Medizin sind verwirrend viele Privatleistungen möglich, in keinem anderen Bereich wird nach Einschätzung von Verbraucherschützern und Patientenberatern so viel neben der Kassenleistung angeboten und mit Zuzahlungen verdient. Vor allem der Umstand, dass der Patient beim Zahnersatz ohnehin zubezahlt, wirkt offenbar für einige Zahnärzte wie eine Einladung.

Auch wenn politische Entscheidungen diese Kommerzialisierung vorangetrieben haben – die Zahnärzte laufen Gefahr, Vertrauen zu verspielen. Denn was nötig und nützlich ist und was nicht, ist für den Patienten nicht transparent. Die Kassenleistung steht teilweise wie ein Aschenputtel im Abseits, ein Schicksal, das ab und an auch der Kunst der Zahnerhaltung immer noch widerfährt.

Die Praxis ein Basar: Was manche Kritiker durch den mitunter schwunghaften Verkauf von Individuellen Gesundheitsleistungen (IGeL) etwa Augenärzten oder Gynäkologen unterstellen, gehört bei Zahnärzten zur täglichen Verhandlung. Denn das System aus einer Basisversorgung und einer Zuzahlung für Extras führt zu einer Art Wildwuchs, verstärkt vom steigenden Wettbewerbsdruck unter Zahnärzten. Mehr als elf Milliarden Euro geben die gesetzlichen Kassen pro Jahr für Zahnbehandlungen aus. Doch was die gesetzlich versicherten Patienten darüber hinaus privat bezahlen, wird nicht erfasst und nicht geprüft. Während Zahnärzte bei Geräten oder Hygiene rigiden Vorschriften unterworfen sind, wird die Qualität der eigentlichen Arbeit am Zahn nicht erfasst.

Ist man gegen kriminelle Energie wirklich machtlos, wie es die Standesführung im Fall von Sachsen-Anhalt anführte? Mit den bestehenden Möglichkeiten wolle man gegen schwarze Schafe vorgehen, sagt Jürgen Fedderwitz vom Vorstand der Kassenzahnärztlichen Bundesvereinigung. Wenn diese Möglichkeiten offensichtlich nicht ausreichend sind, muss die Zahnärzteschaft sich die Frage gefallen lassen, ob sie sich gut genug für die Qualität einsetzt. Fälle wie die, die Sie in diesem Buch finden, sollten Anlass sein, die eigenen Disziplinarstrukturen kritisch zu überprüfen. Sonst sollte der Gesetzgeber einschreiten. Dagegen wehrt sich die Zahnärzteschaft bislang energisch.

Zahnärzte in Zahlen

Rund 68.500 niedergelassene oder in Praxen angestellte Zahnärzte gibt es in Deutschland – im Verhältnis zur Einwohnerzahl ergibt das eine hohe Versorgungsdichte. Das wird vermutlich so bleiben, weil mehr junge Zahnärzte nachfolgen als alte in den Ruhestand gehen und weil es keine Niederlassungsbeschränkung gibt.

Natürlich ist die zahnmedizinische Versorgung in Deutschland gut, sogar so gut wie in kaum einem anderen Land der Welt. Auch die Kassenversorgung ist trotz aller Kritik fast nirgendwo so umfangreich wie in Deutschland. Aber das darf nicht über die Probleme hinwegtäuschen. Qualität wird kaum eingefordert, schlechte Arbeit wird kaum geahndet. Was Zahnärzte im Studium lernen, entspricht nicht immer den heutigen Praxisansprüchen. Was Zahnärzte in der Praxis machen, entspricht nicht immer dem aktuellen Wissensstand. Die Datenlage aus Studien ist besser geworden, aber im internationalen Vergleich weiter verbesserungswürdig, unabhängige Forschung gibt es kaum. Und die Debatte über all diese Missstände wird zwar geführt, aber von manchen Zahnärzten immer noch boykottiert.

Es mag wichtigere Körperteile geben als Zähne. Aber die Werbung ist unerbittlich: Ein strahlendes Lächeln gehört zum Selbstbewusstsein. Oft ist jedoch nicht sicher, ob man das viele Geld richtig ausgegeben hat. Eine Zahnreinigung kann medizinisch effektiv oder je nach Ablauf auch nur Kosmetik sein. Eine Zahnspange ist teuer – wissenschaftliche Nachweise für ihren gesundheitlichen Nutzen liegen aber nicht vor. Bei Implantaten sind handwerkliche Fehler unerfahrener Zahnärzte ein großes Problem. In der Kieferorthopädie und in der Zahnästhetik steht oftmals die Optik im Vordergrund, weniger die medizinische Notwendigkeit.

Dieses Buch beleuchtet grundsätzliche Probleme und besonders prägnante Fälle, die sich in Zahnarztpraxen zugetragen haben. Auch wenn die Zeiten von Zahnreißern lange vorbei sind: Die allgemein gesehen hohe zahnmedizinische Versorgung in Deutschland ist kein Ruhekissen, wenn gleichzeitig die Versorgungen im Einzelnen zu oft von minderer Qualität sind. Für den einzelnen Patienten zählt, dass sein Zahnarzt sorgfältig arbeitet und die Versorgung lange hält.

Dieses Buch will nicht den Stab brechen über einen ganzen Berufsstand. Aber es will Missstände aufzeigen, die in der breiten Öffentlichkeit bislang kaum bekannt sind. Von der Wahl der Versorgung bis zur Abrechnung wird der Patient dem Zahnarzt immer unterlegen sein. Deshalb lesen Sie dieses Buch – dann kennen Sie immerhin die Fallen, in die man stolpern kann.

Elf Milliarden Euro für die Zähne

Die gesetzlichen Krankenkassen haben 2011 rund 11,7 Milliarden Euro für zahnärzliche Behandlungen ausgegeben. 1991 waren es 8,9 Milliarden. Trotz dieses Anstiegs ist die Zahnmedizin nur ein kleiner Posten in dem Gesamttopf von 168 Milliarden Euro, die 2011 insgesamt in der gesetzlichen Krankenversicherung (GKV) ausgegeben wurden. Ein Umstand, der möglichen Reformeifer bremst. Weil andere Gesundheitsbereiche sehr viel stärker anstiegen, sank der prozentuale Anteil der Zahnmedizin an den GKV-Gesamtausgaben sogar, nämlich von 15,9 Prozent im Jahr 1992 auf nun 6,9 Prozent.

Innerhalb der zahnärztlichen Behandlungskosten entfiel der größte Anteil mit 54,5 Prozent auf konservierende und chirurgische Leistungen, dann folgt der Zahnersatz mit 27,3 Prozent. An dritter Stelle steht die Kieferorthopädie mit einem Anteil von 8,2 Prozent, dann die Individualprophylaxe mit 4,0 Prozent. Die heutzutage so wichtige Parondontalbehandlung kommt nur auf einen Anteil von 3,2 Prozent.

Missstand 1: Der Patient als Geldquelle

Überzogene Therapieplanungen und Beinfreiheit in der Gebührenordnung

Herr E. ist Rentner und bei guter Gesundheit. Nur ein Zahn im linken Oberkiefer bereitete ihm im Sommer 2013 Probleme. Er ging zu seinem Zahnarzt. Es musste eine Wurzelkanalbehandlung gemacht werden und dafür sollte eine bestehende Brücke erneuert werden. Der Kostenvoranschlag allerdings enthielt nicht nur die Brücke, sondern auch den Plan, alle bestehenden Kronen im Mund von Herrn E. zu erneuern. Also zwei Kronen für die Pfeilerzähne, die die Brücke tragen, und dazu 17 neue Vollkronen. Die alleine machten im Kostenvoranschlag schon 5.600 Euro aus. Inklusive diverser Abrechnungspunkte auf drei Din-A4-Seiten von Abdruck bis Zahnbelagsentfernung kam der Zahnarzt am Ende auf eine Summe von 19.000 Euro.

Freunde des Rentners wurden stutzig und drängten ihn, einen anderen Zahnarzt zu konsultieren. Der schaute sich das Gebiss an und befand: Die Brücke ist nötig, und an einem Zahn sollte Karies unter einem Inlay entfernt werden. Mehr nicht. Für die gesamte Behandlung seien zwei Kronen als Brückenanker nötig sowie ein Brückenglied für den fehlenden Zahn, zudem eine Einzelkrone. Kostenvoranschlag: 3.400 Euro.

Drei statt 19 Kronen und 3.400 statt 19.000 Euro: Das ist ein gewaltiger Unterschied. Wenn, wie bei Herrn E., Füllungen oder Kronen unnötigerweise, also ohne medizinischen Grund, ausgetauscht und erneuert werden sollen, sprechen Experten von Überversorgung – heute eines der großen Probleme in der Zahnmedizin. Überversorgung fällt nicht immer auf, weil sie Patienten nicht immer bewusst ist, vor allem, wenn ein Zahnarzt über günstigere und einfachere Möglichkeiten nicht aufgeklärt hat. Das müsste er zwar, aber ganz offensichtlich tut er es nicht immer oder nicht immer objektiv.

Überversorgung: Ein teures Problem der Zahnmedizin

»Es machen nicht alle«, sagt Dr. Roland Ernst. »Aber die Versuchung ist groß.« Der Zahnarzt aus Edewecht in Niedersachsen setzt sich bereits seit Jahren für eine bezahlbare Zahnmedizin ein, unter anderem auch im Vorstand des Deutschen Arbeitskreises für Zahnheilkunde (DAZ). Denn manche Praxen sind unter Zahnärzten bekannt dafür, dass sie Patienten Überflüssiges aufschwatzen. Das können unnötig viele Kronen oder Implantate sein, aber auch Extras, die medizinisch nicht unbedingt notwendig sind. Also Brimborium, Räucherstäbchen, wie ein Gutachter es nennt. Ein Lasereinsatz kann zum Beispiel dazugehören, eine rein kosmetische Leistung oder auch eine aufwendige Planung für eine eigentlich unkomplizierte Behandlung.

Die Überversorgung ist vermutlich das teuerste Problem der Zahnmedizin. Das Ausmaß ist unklar, und das, obwohl bereits im Jahr 2000 der Sachverständigenrat zur Begutachtung der Entwicklung im Gesundheitswesen die Existenz von Über-, Unter- und Fehldiagnostik »unstrittig« nannte und bemängelte, es stehe in Deutschland »kein wissenschaftlich belastbares, allgemein akzeptiertes Datenmaterial zur Verfügung«, um das jeweilige Ausmaß zu bestimmen.

Die Definition der Überversorgung

Überversorgung gibt es bei Diagnose und Therapie. Sie liegt vor, wenn Leistungen keinen hinreichend gesicherten (Zusatz-)Nutzen aufweisen oder über den tatsächlichen individuellen medizinischen Bedarf hinaus erbracht werden. Wenn bei alternativen Leistungen mit faktisch gleichem Nutzen nicht die Leistung mit dem besten Kosten-Nutzen-Verhältnis ausgewählt wird. Wenn die Untersuchung beziehungsweise die Konsequenz daraus mehr schadet als die Beschwerden und wenn Therapien eingesetzt werden, die in Ausmaß, Kosten und Intensität unnötig oder gar abträglich sind. Überversorgung wird forciert durch technischen Fortschritt, falsche Anreize im Vergütungssystem, eine hohe (Zahn-)Arztdichte, durch Profitstreben und Marketing.

»Erhöhter Schwierigkeitsgrad wegen der hohen Anzahl der Zähne«

Dass die schicke Zahnarztpraxis im Bezirk der Zahnärztekammer Nordrhein einen besonderen Anspruch hat, wusste Herr S. Dass er dort sein blaues Wunder erleben sollte, das ahnte er freilich nicht, als er sich im März 2009 dort zum ersten Mal in den Behandlungsstuhl setzte. Offenbar hatte sein Mund Schwierigkeiten zu bieten wie der Mount Everest. 18 Behandlungstermine sollten innerhalb von nur sieben Monaten folgen, und am Ende lagen drei Rechnungen auf seinem Tisch – über insgesamt 8.900 Euro. Seine private Versicherung zahlte nur mit Bauchschmerzen, er engagierte einen Anwalt, und mehrere Gutachter kamen innerhalb von drei Jahren zu dem gleichen Ergebnis: eine überflüssige Behandlung. Viele Maßnahmen, Abrechnungen und Steigerungsfaktoren des behandelnden Zahnartes waren mindestens fraglich. Einer der Gutachter bescheinigte Herrn S. ein einwandfreies Gebiss. Ein wenig überstehender Oberkiefer (Deckbiss), ein wenig Abrasion, ein wenig Karies. Das hätte man für gut 1.100 Euro in Ordnung bringen können. Herr S. hofft nun, dass das Landgericht Düsseldorf diese Ansicht teilt. Er hat gegen seinen Zahnarzt geklagt und verlangt, von den 8.900 Euro 7.200 Euro zurückzuerhalten.

Die Rechnungen, die die feine Zahnarztpraxis für Herrn S. ausstellte, füllen mehr als 20 Seiten. Nach Ansicht der Gutachter hat der Zahnarzt die Gebührenordnung »weitgehend ausgereizt« oder auch »durchaus intensiv ausgeschöpft«. Beispielsweise findet sich auf den sechs Seiten der ersten Rechnung über 4.258 Euro insgesamt 20-mal der Vermerk »erheblich erhöhter Zeitaufwand«. Viele teure Methoden wurden abgerechnet: eine Panorama-Röntgenaufnahme, eine computergesteuerte Tomografie und eine 3-D-Rekonstruktion. Ob sie alle tatsächlich zum Einsatz kamen, daran hatten die Gutachter wegen teils fehlender Dokumentation einige Zweifel.

Teuren Zahnersatz hatte Herr S. dabei gar nicht erhalten. Sondern eine chirurgische Parodontalbehandlung inklusive teurer Laseranwendung, behandelt wurde eine Mundschleimhauterkrankung, es wurden Zysten entfernt und einige Füllungen gelegt. Zudem wurden drei Weisheitszähne gezogen. Das Ergebnis der Überprüfung: vernichtend. Gegen sehr viele Punkte hatten die Gutachter etwas einzuwenden. Für eine aggressive Parodontalerkrankung, die das invasive chirurgische Vorgehen rechtfertigen würde, habe wohl nicht vorgelegen, ebensowenig eine Funktionsstörung der Gesamtheit des Zahn-, Mund- und Kiefersystems. Dass der Patient tatsächlich Zysten an drei Zähnen gehabt habe, deren Entferung der Zahnarzt abrechnete, sei fraglich. Und für die Routinediagnostik vor der Entfernung der einfach liegenden Weisheitszähne sei keine teure digitale Volumentomografie nötig gewesen.

31-mal rechnete der Zahnarzt eine lokale Betäubung ab, viele Behandlungen zudem in ungewöhnlich kurzen zeitlichen Abständen, etwa Füllungen, Polituren, Wurzelglättung oder Zahnbelagsentfernung. Fazit: Eine auffällige Häufung und eine auffällige Intensität der abgerechneten Leistung. Patienten, bei denen das alles nötig sei, bekomme ein Zahnarzt selten zu Gesicht. Vor allem machten die Labor- und Materialkosten, sonst einer der größten Anteile einer Zahnarztrechnung, nur wenig mehr als 200 Euro von den insgesamt 8.900 Euro aus. Der Rest – reines Honorar.

Zudem hatte der Zahnarzt mehrfach den komplizierten Zugang, die eingeschränkte Mundöffnung und anatomische Enge als Gründe für sein gesteigertes Honorar angeführt. All das konnten die Gutachter nicht nachvollziehen. Besonders apart ist die Begründung des behandelnden Zahnarztes, ein erhöhter Schwierigkeitsgrad sei gegeben wegen der »hohen Anzahl der Zähne«.

Der Steigerungsfaktor

Für die Vergütung zahnärztlicher Behandlungen gibt es in Deutschland zwei verschiedene Gebührenverzeichnisse: den Bewertungsmaßstab für zahnärztliche Leistungen (kurz BEMA genannt) und die Gebührenordnung für Zahnärzte (GOZ). Der Bewertungsmaßstab BEMA gilt für gesetzlich versicherte Patienten. Für Privatversicherte oder für Leistungen, die die gesetzlichen Kassen nicht oder nur teilweise übernehmen, gilt die private Gebührenordnung GOZ. Darin ist für jede Behandlung ein Basisbetrag festgelegt, der Einfachsatz. Er liegt deutlich unter den Sätzen des BEMA. Die GOZ bietet aber die Möglichkeit, den Zeitaufwand und Schwierigkeitsgrad einer Behandlung individuell bei der Abrechnung zu berücksichtigen. Das sind die Steigerungsfaktoren, mit ihnen wird der Einfachsatz multipliziert. Für eine Behandlung ohne Komplikationen gilt der Steigerungsfaktor 2,3 als Richtwert. Für schwierige Behandlungen kann der Faktor bis zu 3,5 betragen, darüber nur nach abweichender Vereinbarung.

Teuer ist nicht verboten

Zwar ist nicht jeder teure Zahnarzt automatisch ein schlechter Zahnarzt. Auch eine fünfstellige Rechnung kann gerechtfertigt sein, wenn die Aufgabe umfangreich und kompliziert war. Es gibt auch gute teure Zahnärzte. Aber ein gewisses Preisniveau ist doch verdächtig. Vor allem in Regionen mit wohlhabender Kundschaft registrieren Gutachter eine Häufung von Praxen, die sehr hohe Rechnungen schreiben. Sogar sechsstellig kann es in Düsseldorf, München oder Baden-Baden werden. Manche Zahnärzte berechnen extreme Steigerungssätze beim Honorar, zum Beispiel einen elffachen oder 16-fachen Satz bei bestimmten Abrechnungsziffern – was der Patient allerdings vorher unterschreiben muss. Patienten sollten deshalb immer vor einer Behandlung genau nach allen anfallenden Kosten fragen und den Vorschlag des Zahnarztes in Ruhe überdenken oder von der Krankenkasse oder einer Patientenberatungsstelle prüfen lassen. Den gesunden Menschenverstand sollte man einschalten, wenn Zahnärzte besonders ausufernd für sich werben, PR-Berater beschäftigen oder als Promi-Zahnärzte in bunten Blättern posieren. Die ganz große Show macht eine Behandlung sicher nicht billiger.

Als juristisch strafbarer Wucher lassen sich Rechnungen in der Medizin allerdings nicht so einfach bezeichnen. Auch 12,5-fache Steigerungssätze können gerechtfertigt sein, wenn der Wert der erbrachten Leistung dem entspricht. Das hat bereits 2004 das Bundesverfassungsgericht bestätigt. Ein Zahnarzt hatte von 1996 bis 1998 eine Patientin behandelt, deren Gesamtrechnung sich am Ende auf sagenhafte 118.102 D-Mark belief. Allein 16.372 D-Mark kostete der Zahnersatz. Der Zahnarzt hatte mit der Patientin die zulässige Vereinbarung getroffen, dass er über den Höchstsatz der Gebührenordnung hinaus abrechnen konnte. Zwar unterlag der Zahnarzt vor dem Oberlandesgericht Hamm, doch das Bundesverfassungsgericht gab ihm 2004 recht. Grund war die Berufsfreiheit. Bei einem besonderen Aufwand sei im Einzelfall ein Abweichen von der Gebührenordnung erlaubt. Den Patienten stehe es frei, den Zahnarzt zu wechseln, wenn ihnen der Preis zu hoch erscheine. Als Trost kann man erwähnen, dass die fachliche Leistung des Zahnarztes hier offenbar gut war. Die Qualität der Arbeit stand nicht zur Debatte, nur die Bezahlung.

Grundproblem: Mangelnde Sorgfalt und Kommerzialisierung

Neben luxuriöser Überversorgung gibt es in Deutschland immer noch eine Unterversorgung – was in einem Land mit so vielen Zahnärzten und einer recht guten Kassenabsicherung eigentlich kaum vorstellbar ist. Spezialisierte Zahnärzte, die schwierige Fälle von Kollegen übernehmen, dokumentieren regelmäßig bei Fortbildungen, was alltäglich in vielen Zahnarztpraxen schiefläuft, einmal abgesehen von den ganz groben Verstößen, die Schlagzeilen machen. Und seit Jahren belegen Untersuchungen immer wieder, dass Zahnärzte Erkrankungen an Zähnen und Zahnfleisch übersehen. Auch so etwas kann wirtschaftliche Gründe haben. Vielleicht hat ein Zahnarzt kein Interesse, nur eine Einzelkrone zu machen, wenn sonst an dem Patienten nichts zu verdienen ist. Vielleicht hat er die Karies oder die Zahnfleischtasche tatsächlich nicht erkannt.

Mangelnde Sorgfalt und die Verlockung, zusätzlich zu verdienen, statt ausreichend zu therapieren – das sind zwei Grundprobleme der Zahnmedizin. Sowohl die Überversorgung als auch die Unterversorgung sind teuer. Denn wenn bei Patienten Zahndefekte längere Zeit nicht behandelt werden, sind die Kosten für spätere Behandlungen in der Regel höher, als wenn frühzeitig eingeschritten worden wäre.

Von der Therapiefreiheit in die Therapiebeliebigkeit

Kaum etwas ist Zahnärzten so wichtig wie die Therapiefreiheit. Doch wenn Patienten dadurch einer Therapiebeliebigkeit ausgesetzt sind, die teilweise Schaden anrichtet, muss sich eine Berufsgruppe eigentlich auf Grenzen einigen. Was geht gerade noch und was geht gerade nicht mehr? Schon der Sachverständigenrat für die Begutachtung der Entwicklungen im Gesundheitswesen war in einem Gutachten 2000/01 zu dem Schluss gekommen, dass notwendige und nicht notwendige Maßnahmen bei zahnärztlichen Behandlungen häufig nebeneinanderstehen.

Immer wieder kommen Untersuchungen zu dem Ergebnis, dass Behandlungsvorschläge von verschiedenen Zahnarztpraxen sich so deutlich unterscheiden, dass man von einer Art Roulettespiel sprechen möchte. Die Verbraucherzentrale Hamburg etwa schickte im Herbst 2012 eine Patientin zu 30 verschiedenen Zahnärzten. Sie sollte sich zum Zustand ihrer Zähne beraten lassen und die möglichen Versorgungen für eine Zahnlücke klären. Zuvor hatte die Verbraucherzentrale die Patientin von drei Zahnärzten untersuchen lassen und anhand der zahnärztlichen Richtlinien und Gebührenordnungen Kriterien aufgestellt, die bei der Beratung, Untersuchung und Therapieplanung in diesem Fall berücksichtigt werden sollten. Ergebnis: Keiner der 30 Zahnärzte schaffte es, alle Kriterien zu erfüllen. 19 Zahnärzte (63 Prozent) bekamen die Schulnoten 1 bis 4, aber elf Zahnärzte, immerhin 37 Prozent, schnitten so schlecht ab, dass sie nach Schulnoten durchgefallen wären. Die Beratungsqualität, so die Bilanz der Verbraucherschützer, sei »überwiegend mittelmäßig bis schlecht«. Die Erstuntersuchung sei »oft lückenhaft« gewesen, die Beratung zu Möglichkeiten und Kosten bei Zahnersatz unvollständig und geprägt von großen Preisunterschieden. Für eine Brücke gaben die getesteten Zahnärzte einen Eigenanteil zwischen null und 2000 Euro an, für ein Implantat schwankten die Kostenschätzungen zwischen 800 und 2700 Euro.

Brennpunkt Fehldiagnose

Qualitätsmängel bei der Diagnostik sind mindestens genauso gravierend wie Mängel bei der Therapie selbst. »Fehldiagnose« bedeutet entweder ein Übersehen von krankhaften Veränderungen, ein Diagnostizieren derselben, wo keine sind, oder ein Fehlinterpretieren von Befunden. Durch falsche Diagnostik und Behandlungsentscheidung werden falsche Therapien ausgelöst. Ein falscher Befund kann juristisch als Behandlungsfehler gewertet werden.

Auch der NDR schickte im September 2012 drei Testpatienten in 15 Zahnarztpraxen. Auch diese Patienten waren vorher von Gutachtern untersucht worden. Ergebnis: Fast die Hälfte der Zahnärzte stellte eine fehlerhafte Diagnose oder schlug überflüssige und vor allem teure Behandlungen vor. Einer Testpatientin riet ein Zahnarzt beispielsweise, sämtliche Amalgamfüllungen auszutauschen, obwohl die Füllungen intakt waren. Außerdem diagnostizierte er an vier Zähnen eine laut Voruntersuchung nicht existente Karies unter den Füllungen und empfahl Keramikfüllungen und Kronen – ein medizinisch unnötiger Eingriff, der die Patientin viel Geld und viel Zahnsubstanz gekostet hätte. Die Ergebnisse der Tests von NDR und Verbraucherzentrale decken sich mit früheren Untersuchungen. 2004 war es die Zeitschrift Öko-Test, die einen Patienten zu mehreren Zahnärzten schickte. Den zuvor festgestellten Ausgangsbefund diagnostizierte kein einziger Behandler genauso wieder. Auch der Südwest-Rundfunk (SWR) machte bei einem »Marktcheck« bei Zahnärzten Anfang 2012 ganz ähnliche Erfahrungen.

Ähnlich ernüchternd war das Ergebnis einer Studie, die Ende 2011 in der Zeitschrift Stern veröffentlicht wurde. Für die Untersuchung mit dem Titel »Die Qualität des zahnärztlichen Erstbefundes« wurden im Auftrag des Stern und der Ergo Versicherung 23 Patienten von drei Gutachtern voruntersucht und mit unterschiedlichen Zahn- und Zahnfleischproblemen in jeweils fünf verschiedene Praxen geschickt. Ein Drittel der Zahnärzte untersuchte schlecht und gab wertlose Therapieempfehlungen. In mehr als 70 Prozent der getesteten Praxen wurden die Mindesterwartungen an eine sorgfältige Befund- und Beratungstätigkeit nicht erfüllt. Nur ein knappes Drittel der getesteten Zahnärzte diagnostizierte und beriet richtig und gut.

»Das ist sicherlich so auf den ganzen Berufsstand zu übertragen«, sagt Eberhard Riedel, einer der Gutachter und Autoren der Studie. Gerade die Tendenz zur Überversorgung ärgert ihn. Wenn einem Zahnarzt nicht der Befund und das Bedürfnis des Patienten wichtig sind, sondern das eigene wirtschaftliche Wohl. So wurden gerade bei den Zahnärzten mit schlechtem Ergebnis Defekte erfunden oder geringe Schäden dramatisiert. Solche Behandlungsvorschläge seien »unärztlich und unethisch«. Für den Sprecher der Bundesarbeitsgemeinschaft Patientenstellen, Gregor Bornes, erschüttern sie das Vertrauen in die Seriosität der zahnärztlichen Beratung. Bei den Tests von NDR und Verbraucherzentrale schnitten mehr als ein Drittel der aufgesuchten Zahnärzte schlecht ab. »Das kann sich ein Berufsstand nicht leisten«, sagt Eberhard Riedel. Doch hören wollte das in der Standesführung wieder niemand. Es habe, sagt Riedel, »üble Kommentare« auf die Stern-Titelgeschichte gegeben, die Veröffentlichung in einer Illustrierten wurde als »unprofessionell« gegeißelt. Zustimmung habe es nur unter vier Augen gegeben. Offiziell hieß es, wegen einer falschen wissenschaftlichen Methode habe die Studie keine Aussagekraft.

Nicht repräsentativ?

Nicht repräsentativ: Das ist stets das Gegenargument der Bundeszahnärztekammer. Gewiss, die Zahl der getesteten Zahnärzte war klein. Aber
das grundsätzliche Qualitätsproblem wurde bereits früher bestätigt. Dass
sich Untersuchungsmethoden, Diagnosen und Behandlungspläne in der
Zahnmedizin erschreckend unterscheiden, zeigte bereits im Jahr 1999 eine
Untersuchung von Krankenkassenseite. Das Wissenschaftliche Institut der
AOK (WIdO) beleuchtete zusammen mit dem Institut für angewandte
Verbraucherforschung (IFAV) die Befunderhebung im Vorfeld der Zahnersatzplanung, die Behandlungs- und Therapiepläne sowie die Kosten. 20
Probanden wurden dafür zu jeweils zehn verschiedenen Zahnärzten geschickt mit der Bitte um eine Zweitmeinung für einen geplanten Zahnersatz. Erstmalig, so die Autoren Jochen Bauer und Hans Huber, sollte geklärt
werden, inwieweit Zahnärzte in Deutschland bei gleicher Befundvorgabe
zu identischen oder zumindest gleichwertigen Therapievorschlägen kommen. Die Studie hieß »Markttransparenz beim Zahnersatz«, und sie offen-
barte, dass es genau das eben nicht gibt: Transparenz. Der Patient kann also
nicht davon ausgehen, dass die Therapieplanungen und Kostenpläne bei
verschiedenen Zahnärzten gleich sind. Und leider sind auch die Methoden
und die Ergebnisse einer Voruntersuchung nicht überall gleich. Damit treffen wichtige Grundannahmen eines Patienten »in einem hohen Maße nicht
zu«, wie es in der Bilanz des WIdO-Studienberichts hieß. Statt Fachkompetenz erkannte das AOK-Institut eine große Beliebigkeit in den Therapievorschlägen, die zudem noch häufig gegen das Wirtschaftlichkeitsgebot ver-
stießen. Und 77 Prozent der Beratungen, so das Fazit der Studienautoren,
hätten auf einer mangelhaft ausgeführten Befundung basiert.

Immer wieder wird nach solchen Tests gefordert, die Zahnärzteschaft müsse sich dringend des Themas »schwarze Schafe« annehmen. Doch die Bundeszahnärztekammer sieht genauso regelmäßig keinen Handlungsbedarf.
Damit schadet sie dem Ansehen ihres Berufsstandes. Eine Standesführung
kann nicht stetig positive Werbung machen mit der guten Zahngesundheit
in Deutschland und mit Umfragen, wie zufrieden die Deutschen mit ihrem Zahnarzt sind, wenn gleichzeitig so deutliche Fehldiagnosen und teure
Übertherapien zur Realität gehören.

Patienten sollten wenigstens sicher sein können, dass die Befunderhebung stimmt und dass sich die Therapieplanung nicht am Umsatzstreben des Zahnarztes orientiert. Ob ein Patient eine einfache oder eine teure Versorgung haben möchte, kann er je nach den eigenen Wünschen und finanziellen Möglichkeiten selbst entscheiden – vorausgesetzt, er wird objektiv beraten. Genau darauf kann man sich leider nicht immer verlassen. Das Interesse der Patienten stehe nicht immer an höchster Stelle, beklagt die Verbraucherzentrale Hamburg. Patienten können damit einem Zahnarzt nicht immer das nötige Vertrauen entgegenbringen. Die Verbraucherschützer fordern von der Zahnärzteschaft, Leitlinien aufzustellen für die Erstuntersuchung und für die Aufklärung bei einer Zahnersatzplanung. Damit und mit übersichtlicheren Heil- und Kostenplänen hätten Patienten wenigstens Anhaltspunkte, um die Aussagen eines Zahnarztes einschätzen und gezielter nachfragen zu können.

Heikle Grenze zwischen »need« und »want«

Die Grenzziehung, wann etwas nötig ist und wann nicht, ist in vielen Fällen allerdings schwierig. Wann welche Versorgung definitiv angezeigt ist, wird medizinisch selten klar festgelegt. Allein schon die Frage, wann beispielsweise eine Krone oder erst noch eine Teilkrone indiziert ist, lässt sich losgelöst vom Patienten offenbar kaum beantworten. Die Vielfalt der Therapieoptionen ist sozusagen Fluch und Segen der Zahnmedizin. Die Therapievielfalt ist kaum noch überschaubar. Neuheiten vom Laser bis zum Gesichtsscanner, vom glasfaserverstärkten Kunststoff bis zur Hybridkeramik zeigen zwar die Leistungsfähigkeit der deutschen Dentalindustrie, verwirren aber die Patienten. Dabei sind die Innovationen keinesfalls so bahnbrechend, dass in der Zahnmedizin das Rad neu erfunden wird. Die Basis bei Zahnersatz, Implantologie oder Wurzelkanalbehandlung hat sich in den vergangenen Jahrzehnten kaum verändert. Daraus folgt aber auch, dass Patienten sich informieren und Entscheidungsverantwortung übernehmen müssen.

Die Autoren der WIdO-Studie folgern aus ihren Daten, dass viele Behandlungspläne nicht befundorientiert sind, sondern finanzorientiert. Weil die

Abweichungen so groß waren, seien sie nicht mehr mit der Bandbreite der möglichen Therapieverfahren zu erklären. Experten sprechen vom fließenden Übergang zwischen »need dentistry« und »want dentistry«, zwischen »brauchen« und »wünschen«. Genau daraus schlagen unethische Zahnärzte leider ihr Kapital. Das Gebot, ausreichend, zweckmäßig und wirtschaftlich zu behandeln, gilt zwar für Abrechnungen zu Lasten der gesetzlichen Krankenversicherung. Aber was Kassenpatienten darüber hinaus privat bezahlen, unterliegt keiner Beschränkung und keiner Überprüfung. Der Festzuschuss hat zu einer fortwährenden Vermischung von Kassenleistungen und Privatleistungen geführt, zu einer Aufspaltung der Rechnung in kontrolliert und unkontrolliert.

Eine breite Debatte über solche Grenzen wäre deshalb wichtig. Es macht keinen guten Eindruck, wenn erst ein Richter einen Zahnarzt, der erhaltungswürdige Zähne zieht, in die Schranken weist. Leichtere Fälle landen in der Regel erst gar nicht vor Gericht. Fast ein Klassiker in der Überversorgung ist das Austauschen von Füllungen ohne medizinische Notwendigkeit. Immer wieder stellen Gutachter auch unnötig große Füllungen bei eigentlich kleinen Defekten fest. Oder dass zu viele Implantate als Anker für Prothesen gesetzt werden. Manche Patienten sind auch noch stolz auf solch eine Versorgung und brüsten sich auf Partys: »Ich habe acht Implantate im Mund. Hat mich so viel gekostet wie einen Kleinwagen!«

Es geht übrigens noch üppiger. In Mexiko setzt Professor Eduardo Topete gerne 40 oder 44 Implantate. Zwar haben auch seine Patienten nur maximal 32 Zähne, aber seine ungewöhnliche These lautet: Man setzt nicht, wie sonst üblich, ein Implantat pro knöchernem Zahnfach, sondern ein Implantat pro Zahnwurzel. Und da zumindest die Backenzähne stets zwei oder drei Wurzeln haben, kommen unter eine Krone dann eben zwei oder drei Implantate. Dass diese völlig absurde Idee nach dem Motto »44 Wurzeln – 44 Implantate« in seriösen Fachzeitschriften erschien, garniert mit Röntgenbildern voller Schraubengewimmel, ist für manche Zahnärzte ein Skandal.

Bei aller Kritik ist die deutsche Zahnheilkunde natürlich trotzdem sehr leistungsfähig. Immer wieder gelingen Zahnärzten beeindruckende Rekonstruktionen. Auch nach schweren Unfällen oder Krankheiten können

Spezialisten oft Zähne, Kiefer und Gesicht wieder so herstellen, als wäre fast nichts gewesen. Und auch teure Versorgungsvorschläge können medizinisch korrekt und vertretbar sein. Bei einer seriösen Planung bekommt der Patient mehrere Vorschläge schriftlich, die neutral und objektiv die jeweiligen Vor- und Nachteile auflisten. Beispiel: Fehlen acht Zähne im Oberkiefer, wäre eine Klammerprothese die einfachste Lösung. Kosten: 745 Euro, Eigenanteil: 442 Euro. Oder eine aufwendigere Teleskopprothese, die auch abnehmbar ist, aber durch Klemm- und Saugwirkung besser hält. Kosten in diesem konkreten Beispiel: 5.700 Euro, Eigenanteil: 4.540 Euro. Die teuerste Lösung wäre eine Implantatbrücke, die im Vergleich den sichersten Halt und den höchsten Tragekomfort bietet, aber einen chirurgischen Eingriff und einen Knochenaufbau erfordert. Kosten hier: 10.300 Euro, Eigenanteil: 10.000 Euro.

Die Therapie folgt dem Geld: Zahnerhaltung im Dornröschenschlaf

Zähne zu erhalten, anstatt sie zu ziehen, ist theoretisch ein Leitgedanke der Zahnmedizin. Aber seit Jahren gibt es zu wenig Anreize, zuerst zahnerhaltend und parodontologisch zu behandeln und invasive chirurgische, also gewebsverletzende Eingriffe und Zahnersatz zu vermeiden. Das Problem liegt im System, denn die Therapie folgt dem Geld. Mit dem Ziehen und dem Ersatz von Zähnen können Zahnärzte in der Regel mehr verdienen als mit Maßnahmen zur Zahnerhaltung – auch wenn die Standesführung seit mehr als zehn Jahren betont, die zahnärztliche Tätigkeit müsse vom »Ansatz her präventiv ausgerichtet sein«.

In einer Marktanalyse der Commerzbank über die Zahnarztbranche im Jahr 2012 heißt es: »Zur Erzielung eines auskömmlichen Praxisgewinns ist eine hohe Anzahl von Prothetikbehandlungen unerlässlich.« Die Frage der finanziellen Steuerung wird seit Jahren, ja seit Jahrzehnten diskutiert. Geändert hat sich nur wenig. Denn als 2012 die neue private Gebührenordnung für Zahnärzte, GOZ, in Kraft trat, wurden zahnerhaltende Maßnahmen im Vergleich zur alten GOZ von 1988 zwar aufgewertet, kamen aber im Vergleich zum Zahnersatz schlechter weg, beklagt Professor Roland Frankenberger, Direktor der Abteilung für Zahnerhaltungskunde an der

Universität Marburg und Präsident der Deutschen Gesellschaft für Zahnerhaltung (DGZ). Deutlich mehr Geld in der privaten Gebührenordnung gibt es seit 2012 für Inlays, Teilkronen, Kronen, Brücken- oder Prothesenanker sowie für das Setzen eines Implantates. Für die Eingangsuntersuchung, für die Erhebung des Mundhygienestatus oder für parodontologische Leistungen gab es meist kaum einen Aufschlag, teilweise sogar Abwertungen. Damit wurde eine Chance vertan, die minimalinvasive Zahnerhaltung zu stärken. Das habe ihn sehr getroffen, schrieb Roland Frankenberger in einem Editorial. Da habe man 20 Jahre lang daran gearbeitet, unter Beweis zu stellen, dass minimalinvasive Zahnmedizin funktioniert – »und jetzt das«. Mehr Honoraranreiz für weniger Schonung der Zahnsubstanz, das sei wohl »nicht der richtige Fingerzeig«.

Zähne zu schonen, das hätte sich auch die Patientin gewünscht, die sich am 14. April 2010 bei ihrem Zahnarzt S. in Sachsen-Anhalt in eine Vollnarkose versetzen ließ. Sie ging davon aus, dass möglicherweise vier Zähne gezogen werden müssten. Als sie aus der Narkose erwachte, hatte der Zahnarzt elf Zähne gezogen. Weil die Patientin darüber nicht aufgeklärt war und es entsprechend an einer Einwilligung gefehlt hatte, sprach das Landgericht Stendal den Zahnarzt der Körperverletzung für schuldig, verurteilte ihn im Mai 2013 zu einer Gefängnisstrafe von 14 Monaten und verhängte ein zweijähriges Berufsverbot. Weil dieser Zahnarzt bereits vorher einem erst 18-Jährigen gleich 20 Zähne gezogen hatte und zusätzlich bereits wegen Betruges und Drogenbesitzes verurteilt worden war, fiel die Strafe so hart aus. Allerdings war das Urteil Ende 2013 noch nicht rechtskräftig, denn der Zahnarzt legte Revision ein, der das Oberlandesgericht Naumburg stattgab und die Sache erneut an das Landgericht Stendal zurückverwies.

Ein finanzielles Motiv war nicht auszuschließen. Der Zahnarzt bestritt in der Verhandlung, er habe sich auf dem Weg einer Gebisssanierung bereichern wollen. Die Patientin sei vor der Operation eingehend und nachweislich über das mögliche Ziehen von Zähnen belehrt worden. Die Notwendigkeit der Extraktion der elf Zähne habe sich erst ergeben, als er die Kronen freigelegt habe. Fakt ist aber, dass die elf gezogenen Zähne im Ober- und Unterkieferbereich durch Implantate im Wert von insgesamt 22.000 Euro ersetzt werden sollten. Insgesamt hatte die Patientin bereits mehr als 14.000 Euro bezahlt. Sie konnte es auch drei Jahre nach der Operation nicht fassen. »Nie und nimmer würde ich mir elf Zähne ziehen lassen«, sagte die 41-jährige aus Seehausen im Berufungsprozess vor dem Landgericht Stendal.

Ein spektakulärer Fall, der in vielen großen Medien auftauchte. Es ist selten, dass ein Zahnarzt zu einer Gefängnisstrafe verurteilt wird. »Erstaunlich, dass so jemand mal verurteilt wurde«, hieß es dann auch in den Leserkommentaren nach dem ersten Urteil des Landgerichts im Mai 2013 auf Spiegel online. »Weshalb nur zwei Jahre Berufsverbot?«, fragte ein anderer, danach würden ja erneut »arglose Patienten« zu diesem Zahnarzt gehen. Eigentlich, so ein Leser, müsse man »das Urteil neben sein Zahnarztschild hängen«. Ein Arzt schrieb im Forum, er schäme sich »für solche Kollegen« und hoffe, dass der Verurteilte »zivilrechtlich noch gut zur Kasse gebeten« werde und dass »ihn das Standesgericht der zuständigen Zahnärztekammer auch noch rundmacht!« So jemand sei »ein Schandfleck für seinen Berufsstand, er schädigt das Ansehen von guten und anständigen Zahnärzten und zerstört das Vertrauen von Patienten«.

Nichts ist besser als das Original

Wenn ein Zahn fehlt, elf Zähne oder gar alle Zähne weg sind, weiß man, was man an ihnen hatte. »Nichts ist besser als das Original.« Dieses schöne Plakat von gesunden Zähnen hängt längst nicht bei jedem Zahnarzt. Mehr als 13 Millionen Zähne werden pro Jahr in Deutschland gezogen, also in der Fachsprache extrahiert. Zwar betonen offizielle Stellen gerne, dass die Zahl damit im Vergleich zu 1991, als noch 16,2 Millionen Zähne gezogen wurden, um fast 20 Prozent gesunken ist. Aber der Fortschritt ist nicht so spektakulär, wie es klingt, denn schon 2005 war das Niveau von rund 13,2 Millionen extrahierten Beißerchen erreicht, seitdem stagnieren die Zahlen. Deshalb sagen Zahnärzte, die auf Zahnerhaltung spezialisiert sind, dass viele der 13 Millionen Zähne gerettet werden könnten. Grundsätzlich können Zähne ohnehin eigentlich ein Leben lang halten, wenn sie gut gepflegt werden und nicht ständig Zucker oder Säuren ausgesetzt sind.

Eigene Zähne ein Leben lang

Die relative Wahrscheinlichkeit, die eigenen Zähne zu behalten, ist für Patienten 2,8-mal höher, wenn sie eine Zahnarztpraxis aufsuchen, die konsequent zahnerhaltend orientiert ist. *Berechnung des Schweizer Parodontologen Andrea Mombelli, 2006.*

Es ist vor allem der rasante Aufstieg der Implantologie, der die Kunst der Zahnerhaltung in den Schatten stellt. Manche sprechen auch von einer Art Dornröschenschlaf, andere sagen, in der Zahl der Implantate spiegele sich das Versagen der Zahnerhaltung. Die beiden Pole stoßen sich weiterhin ab. Dass in der öffentlichen Wahrnehmung quasi nur die Implantologie als eine Art Sinnbild der modernen Zahnheilkunde gilt, ist aus Sicht vieler Zahnerhaltungsspezialisten nicht gerechtfertigt. Gute Implantologen bestreiten zwar nicht, dass es wichtig ist, zunächst alles für den Erhalt der Zähne zu tun. Aber das Rampenlicht wärmt die Schraubendreherdisziplin weiterhin gut. Immerhin sind erste Annäherungen zu beobachten. Bei einer gemeinsamen Jahrestagung von Implantologen (DGI), Mund-, Kiefer- und Gesichtschirurgen (DGMKG) und Oralchirurgen (BDO) war 2013 zum ersten Mal auch die Deutsche Gesellschaft für Endodontie mit dabei, also Experten für Zahnerhaltung.

Selbst bei schweren Schäden können die eigenen Zähne gerettet werden, das zeigen Arbeiten aus Prophylaxepraxen und in der Parodontologie. In der Realität scheint ein grundsätzlich präventiver und minimalinvasiver Betreuungsansatz für Erwachsene in Deutschland aber noch nicht überall Standard zu sein. Obwohl die praktizierte Zahnheilkunde für Erwachsene nicht mehr so stark auf Zahnersatz fixiert ist, wie sie es vor einigen Jahren noch war, fördert sie immer noch nicht durchgehend den Erhalt der eigenen Zähne. »Es ist ausgeglichener geworden, aber noch nicht als gut zu bezeichnen«, sagt Roland Frankenberger.

Fazit

Umfangreiche Abrechnungsmachenschaften sind Ausnahmen, eine Art Spitze des Eisbergs »mal practice«. Aber das Grundproblem ist ein breites:

In vielen Fällen kommen Zahnärzte damit durch. Denn solange der Patient in Kenntnis gesetzt wurde, dass es teuer wird, und er die Inanspruchnahme von Privatleistungen unterschrieben hat, hat die Zahnärztekammer so gut wie keine Handhabe. Die Standesführung befasst sich zwar mit dem Thema Überversorgung und engagiert sich dazu etwa mit einem Forschungsbereich im Rahmen der Versorgungsforschung. Auch hat der neue Chef der Kassenzahnärztlichen Bundesvereinigung, Wolfgang Eßer, bei seiner Wahl im November 2013 eine »weitere Verbesserung der Mundgesundheit durch den Ausbau der zahnmedizinischen Präventionsstrategie« als »langfristiges Versorgungsziel« ausgegeben. Dafür müsse man »Versorgungsdefizite frühzeitig erkennen«. Doch ob und wie das konkret in den Zahnarztpraxen umgesetzt wird, ist noch die große Frage. Entgegen der öffentlichen Erwartungshaltung können Zahnärztekammern schon rein rechtlich einem Zahnarzt weder die Kassenzulassung noch die zahnärztliche Berufserlaubnis (Approbation) entziehen. Aber allein schon ein energisches Auftreten gegenüber schwarzen Schafen wäre ein Gewinn.

Daten über das mögliche Ausmaß von Überversorgung und Fehlbehandlung gibt es nicht. Sie sollen, zumindest teilweise, mit der 2013 angelaufenen Fünften Deutschen Mundgesundheitsstudie erhoben werden. Aber bereits jetzt listet das Deutsche Netzwerk Evidenzbasierte Medizin (DNEbM) so viele Bereiche in der Zahnmedizin auf, in denen es »starke Hinweise für Überversorgungen gibt«, dass fast keine weißen Flecken übrig bleiben: Kieferorthopädie, Implantologie, Zahnersatz, Funktionsdiagnostik und Radiologie. Das kollidiere eindeutig mit der (zahn)ärztlichen Berufsethik, kritisiert Jens Türp, Professor in Basel und Vorstandsmitglied im Netzwerk und Sprecher des dortigen Fachbereichs Zahnmedizin. Denn nach der Berufsethik stehe das Patientenwohl an oberster Stelle. In seinen Entscheidungen für oder gegen eine Behandlung darf sich ein Zahnarzt nicht von kommerziellen Erwägungen oder äußeren Einflüssen leiten lassen. So steht es im Berufskodex für Zahnärzte in der Europäischen Union. Bislang ist das vielfach nur Theorie.

Missstand 2: Protzerei auf dem Praxisschild

Nur wenige Titel stehen tatsächlich für zahnärztliche Qualität

Was steht auf dem Praxisschild Ihres Zahnarztes? Einfach nur »Zahnarzt«? Das könnte in Zukunft selten werden, denn für viele Vertreter der bohrenden Branche klingt das schon fast altmodisch. Heute steht auf Praxisschildern und Internetseiten viel Wohlklingenderes: Kompetenzzentrum, Schwerpunktpraxis, Implantatzentrum, VIP- oder Plus-Zahnärzte, Master oder Spezialist. Das hört sich beeindruckend an. Nur: Vieles davon bedeutet keine wirkliche Qualifikation, sondern ist eher ein Zeichen für Marketing. Und damit fängt das Problem für Patienten schon vor der Praxistür an: Wie gut ist mein Zahnarzt wirklich? Welche Titel sind aussagekräftig? Leider hat sich auf diesem Gebiet ein solcher Wildwuchs entwickelt, dass Patienten dies kaum durchschauen können. Der Grad zwischen gut und schlecht, fundiert und windig, zwischen Könner und Aufschneider ist schmal.

Dass es zu solch einer unerfreulichen Entwicklung kam, hat mehrere Gründe. Viele Zahnärzte sehen sich heute mit Berufskollegen in einer Konkurrenzsituation. Bei einer Umfrage des Instituts der Deutschen Zahnärzte (IDZ) gaben 57 Prozent der befragten Zahnärzte an, sie sähen sich stark oder sehr stark im Wettbewerb. Und da Werbung in der Medizin nicht mehr absolut verboten ist, haben die juristischen Lockerungen zusammen mit einer Kommerzialisierung die Selbstdarstellung von Zahnärzten sehr verändert.

Gerichtsurteile gegen die Das-haben-wir-noch-nie-so-gemacht-Mentalität

Angefangen hat es mit dem durchaus positiven Bestreben, eigene Qualifikationen als Mediziner mitteilen zu wollen. Den Stein ins Rollen brachte das Internet. Ein Zahnarzt aus Trier hatte im Juni 1996 eine Homepage gestaltet mit Anschrift, Praxisteam, Gesundheitstipps und Therapieinformationen. Die Landeszahnärztekammer Rheinland-Pfalz war dagegen vorgegangen. Dr. Michael Vorbeck, so heißt der Pionier, wurde als »Internetzahnarzt« regelrecht berühmt. Denn es ging natürlich nicht nur um das damals noch neue Medium Internet, sondern grundsätzlich um die Frage: Ist die Berufsordnung für Zahnärzte, die jede Werbung und Anpreisung untersagt, mit der im Grundgesetz verankerten Berufsfreiheit vereinbar? Antwort der Richter: nur dann, wenn ausschließlich »berufswidrige Werbung« verboten ist. Sachliche Information ist somit zulässig. Die Landeszahnärztekammer Rheinland-Pfalz einigte sich erst im Jahr 2000 mit dem Internetzahnarzt Vorbeck vor dem Oberlandesgericht Koblenz auf einen Vergleich. Für die Ärzte war die Berufsordnung dagegen schon 1997 auf dem 100. Deutschen Ärztetag liberalisiert worden.

Ärzte dürfen werben – aber nur sachlich

Werbung in der Medizin ist ein heikles Feld. Das Bundesverfassungsgericht betonte mehrmals das schützenswerte Rechtsgut der Gesundheit. Gleichzeitig darf aber für Ärzte das Grundrecht der Berufsfreiheit nicht eingeschränkt werden. In Artikel 12 des Grundgesetzes heißt es: »Alle Deutschen haben das Recht, Beruf, Arbeitsplatz und Ausbildungsstätte frei zu wählen.« Eine sachliche berufsbezogene Information ist deshalb gestattet und Werbung für Ärzte seit 2002 grundsätzlich zulässig. Lediglich »berufswidrige« Werbung, die einen medizinischen Laien unsachlich beeinflusst, bleibt verboten. Hierunter fallen Superlative, Eigenlob sowie anpreisende, irreführende und vergleichende Werbung.

Richtungsweisend war schließlich ein Urteil des Bundesverfassungsgerichts im Jahr 2001, das ein Berufsverband der Implantologen erstritt. Medizinrechtsanwalt Thomas Ratajczak vertrat drei Zahnärzte des Verbandes, der Zahnärzten nach entsprechender Fortbildung ein Zertifikat über den Nachweis besonderer Kenntnisse und Fähigkeiten im Bereich der oralen Implantologie erteilte und den »Tätigkeitsschwerpunkt Implantologie« zuerkannte. Das jedoch als Zusatz auf dem Praxisschild zu nennen sei ein Verstoß, befand die Standesvertretung. Das Bezirksberufsgericht verurteilte die Zahnärzte wegen »berufsunwürdigen Verhaltens« zu Geldbußen, was das Landesberufsgericht bestätigte.

Thomas Ratajczak legte erfolgreich Verfassungsbeschwerde ein. Er berief sich auf das Grundrecht der Berufsfreiheit: Die Angabe des Tätigkeitsschwerpunkts Implantologie sei eine interessengerechte und sachangemessene Information, die keinen Irrtum errege und ein berechtigtes Informationsinteresse der Bevölkerung abdecke. Die drei Zahnärzte arbeiteten zu einem großen Teil implantologisch – ein faktischer Schwerpunkt, auf den auch hingewiesen werden dürfe. Aber ohne kammerrechtliche Genehmigung Tätigkeitsschwerpunkte zu führen oder sich gar als »Spezialist« bezeichnen zu dürfen – das galt damals als unerhört, als eine Dreistigkeit, wie sich einer der Beteiligten erinnert. Die Zahnärztekammern argumentierten entsprechend gemäß der »Das-haben-wir-noch-nie-so-gemacht«-Mentalität und dem Leitmotiv »Wo kämen wir denn da hin, wenn das jeder so machte?«.

Besser ist es leider nicht geworden

Heute sind »Tätigkeitsschwerpunkte« nicht mehr exotisch, eine Spezialisierung ist sogar empfehlenswert, um sich von Mitbewerbern abzuheben. Aber besser geworden ist es leider nicht, denn die Grundidee, damit eine besondere Qualität nachzuweisen, ist aufgeweicht. Heute reicht, zumindest in Teilen Deutschlands, eine Selbsteinschätzung für den Tätigkeitsschwerpunkt auf dem Praxisschild. Die Voraussetzungen für die Anmeldung eines »Tätigkeitsschwerpunktes« sind bei den einzelnen Landeszahnärztekammern nicht einheitlich geregelt. Manche Kammern verlangen Nachweise über Fallzahlen und Fortbildungsstunden, andere nichts. So kann ein Zahnarzt bei der Zahnärztekammer Nordrhein bis zu drei Tätigkeitsschwerpunkte gleichzeitig ausweisen – er muss lediglich unterschreiben, dass dies »auf eigenverantwortlicher Einschätzung beruht«. Gleichzeitig bietet diese Zahnärztekammer aber auch ein anspruchsvolles Curriculum Implantologie, das mit denen der großen wissenschaftlichen Gesellschaften durchaus mithalten kann und am Ende sogar mit einer Prüfung endet, die von zwei Hochschullehrern abgenommen wird.

Zahnärzte, die viel für ihre Spezialisierung tun, sind damit nicht glücklich. Wer zum Beispiel auf eine hochwertige Fortbildung Wert legt, wer eine mehrjährige Weiterbildung zum Fachzahnarzt absolviert hat oder sogar ein Studium der Human- und der Zahnmedizin, also doppelt approbiert ist, fühlt sich durch solche laschen Regeln vor den Kopf gestoßen. Und weiß, dass für den Patienten eine windige Qualifikation genauso vertrauenserweckend aussehen kann wie eine fundierte.

Seit die Werbeverbote gelockert wurden, sind die Aussagen auf Praxisschildern oder im Internet zwar differenzierter geworden – aber gleichzeitig auch unübersichtlicher. Manche niedergelassenen Zahnärzte schreiben so viele Schwerpunkte auf ihr Praxisschild, dass eine tatsächliche Spezialisierung kaum noch realistisch erscheint. Es dürfte anzuzweifeln sein, dass jemand Kinderzahnheilkunde, Parodontologie, Implantologie und Wurzelbehandlungen gleichermaßen als Schwerpunkt beherrscht. Aber auch wenn ein Zahnarzt nur eine Spezialisierung angibt, ist das noch nicht automatisch ein Qualitätskriterium. Ähnlich wie bei der Zahnärztekammer Nordrhein sind Tätigkeitsschwerpunkte zum Beispiel bei der Zahnärztekammer Niedersachsen geregelt. Der Zahnarzt kann bis zu drei Tätigkeitsschwerpunkte anmelden, und er »hat selbst zu beurteilen, ob er die Voraussetzungen erfüllt«.

Zwar ist vorgeschrieben, dass man in dem angegebenen Bereich mindestens zwei Jahre lang »nachhaltig tätig gewesen« ist und »besondere Kenntnisse und Erfahrungen in dem ausgewiesenen Bereich« besitzt. Sonst verstößt man gegen die Berufsordnung. Aber die Kammer prüft erst dann, ob berufsrechtliche Maßnahmen einzuleiten sind, wenn sie davon erfährt – und dann ist ja vermutlich bereits irgendein Kind in den Brunnen gefallen.

Fortbildung ist Pflicht

Ärzte und Zahnärzte müssen sich regelmäßig fortbilden. Das ist gut so. Denn jeder möchte nach dem aktuellen Stand der Medizin behandelt werden. Genau diese Fortbildung ist aber ein heikler Punkt. Zwar sind Ärzte und Zahnärzte grundsätzlich dazu verpflichtet, aber die Inhalte sind nicht weiter konkretisiert. Außer dass die Fortbildung produktneutral sein muss, ist nichts festgelegt.

In den Leitsätzen zur zahnärztlichen Fortbildung heißt es: »Der Zahnarzt ist verpflichtet, sich beruflich fortzubilden und dadurch seine Kenntnisse dem jeweiligen Stand der zahnärztlichen Wissenschaft anzupassen. Wissenschaftliche und wirtschaftliche Unabhängigkeit und Neutralität der Wissensvermittlung müssen sichergestellt sein. Die Fortbildungsmaßnahmen sollen frei von wirtschaftlichen und werbenden Interessen sein. Objektive Produktinformation nach wissenschaftlichen Kriterien ist jedoch zulässig.«

Fortbildungspunkte

Zahnärzte müssen Punkte sammeln für ihre Fortbildungen, und zwar mindestens 125 im Fünfjahreszeitraum. Bei den Ärzten sind übrigens 250 Fortbildungspunkte Pflicht. Wer die nötige Punktezahl nicht beisammenhat, bekommt Post von der jeweils zuständigen Kassenzahnärztlichen Vereinigung (KZV), die bei fehlenden Fortbildungsnachweisen gesetzlich verpflichtet ist, die Honorare für das nächste Quartal um zehn Prozent zu kürzen. Die Kürzung endet erst, wenn die Punktezahl erreicht oder der vollständige Nachweis erbracht ist. Kommt der Zahnarzt dem nicht nach, werden nach vier Quartalen 25 Prozent der abzurechnenden Honorare gekürzt. Erfüllt ein Zahnarzt die vollständige Fortbildungspflicht auch zwei Jahre nach dem Ende des Fünf-Jahres-Zeitraumes nicht, kann die KZV einen Antrag auf Entzug der Zulassung stellen.

Trotz der Fortbildungspflicht gibt es weiterhin Zahnärzte, die dem nicht nachkommen, wie ein Zahnarzt, der die Punktezahl 2009 nicht erreicht hatte und gegen die Honorarkürzung Widerspruch einlegte. Keine Chance, sagte das Sozialgericht Marburg, die Pflicht ist Gesetz und auch nicht unverhältnismäßig. Dennoch kann sich die Kassenzahnärztliche Vereinigung Nordrhein auf ihrer Internetseite den Hinweis nicht verkneifen, der Vorstand vertrete »unverändert die Auffassung, dass diese gesetzliche Verpflichtung überflüssig ist«.

Wer Fortbildung ernst nimmt, hat die Punkte allerdings schnell zusammen. Denn je nach Anspruch bekommt man unterschiedlich viele Punkte pro Veranstaltung. Ein Überblick über Arztbewertungsportale bringt vielleicht nur zwei Punkte, ein zweitägiger Kurs über Komplikationsmanagement in der Implantologie dagegen 19 Punkte. Über die ausgelobte Punktemenge kann der Anbieter auch nicht alleine entscheiden, das muss bei der Kammer beantragt werden. Für eine reine Firmenfortbildung gibt es keine Punkte.

Mit diesen Vorschriften hat sich die zahnärztliche Fortbildung deutlich gebessert. Doch immer noch, so sagen Fortbilder, gibt es Zahnärzte, die am Ende des Berechnungszeitraums mühsam letzte Punkte sammeln müssen. Die guten Zahnärzte dagegen, so die Beobachtung von Referenten, kommen regelmäßig zu Fortbildungen, auch wenn sie es fachlich nicht unbedingt brauchten. Vor allem ist die Qualität der Fortbildungskurse sehr unterschiedlich. Im Jahr 1988 hatte der Sachverständigenrat für die Konzertierte Aktion im Gesundheitswesen (SVR) in seinem Jahresgutachten Qualitätsmängel der ärztlichen Fortbildung beklagt. Im SVR-Gutachten von 2000/01 hieß es erneut, das ärztliche Fortbildungsgeschehen sei intransparent und nicht unbedingt neutral.

Erst 2005 gab es eine deutschlandweite Erhebung über die Fortbildung niedergelassener Zahnärzte. Sie kam zu dem Ergebnis, dass Zahnärzten die Fortbildung wichtig ist und sie viele Angebote in Anspruch nehmen. Damit, sagt Professor Winfried Walther, Direktor der Akademie für Zahnärztliche Fortbildung in Karlsruhe, werde das in zahnärztlichen Kreisen verbreitete Vorurteil widerlegt, es gebe eine größere Zahl von Fortbildungsverweigerern oder »Fortbildungsmuffeln«. Das Institut der Deutschen

Zahnärzte und die Zahnärztliche Zentralstelle Qualitätssicherung hatten mehr als 1.600 Praxisinhaber befragt nach Art, Umfang und Bewertung ihrer Fortbildungsaktivitäten. 60 Prozent nannten als Motivation, ohne Fortbildung lasse sich auf Dauer keine gute Behandlungsqualität erhalten. Jedoch wurden nicht nur die Fortbildungsangebote der Zahnärztekammern gut genutzt (54 Prozent), sondern auch die der Dentalindustrie (41,9 Prozent) oder anderer kommerzieller Träger (33 Prozent, Mehrfachnennungen möglich). Die positiven Rückmeldungen könnten allerdings auch darauf zurückzuführen sein, dass gerade ein Jahr vor der Befragung die Fortbildungspflicht einführt worden war und das Thema deshalb sehr im Fokus stand.

Monaco, Davos, Las Vegas: Fortbildung auf der Kreuzfahrt

Die Fortbildung ist ein schillernder Markt geworden. Obwohl sie offiziell werbefrei sein sollte, können Zahnärzte direkt bei der Industrie buchen. Der Implantathersteller CAMLOG aus Süddeutschland etwa bezeichnet sich selbst als »einen der größten Anbieter für die Weiterbildung in der dentalen Implantologie«. Interessant: In den Kursen wird nicht nur der handwerkliche Umgang mit dem System gelehrt, sondern auch Praxismanagement und Zahnärztliche Abrechnung. Manche Firmen bieten auch gleich Patienteninformationen an, natürlich bezeichnet als »professionelle Materialien« oder »hilfreiche Unterlagen«.

Häufig finden Weiterbildungen in edler Umgebung statt. Einer der großen Player im lukrativen Bereich der Knochenersatzmaterialien, die Schweizer Firma Geistlich, lädt zum Beispiel jedes Jahr nach Monaco ein. Angesehene Referenten, ein teures Ambiente und die Terminierung kurz vor dem Formel-1-Rennen locken dann schon mal 2.500 Teilnehmer in den Fürstenstaat. Elegant ist natürlich auch das Rahmenprogramm, die »Monaco Celebration Night«.

Die Gesellschaft für Präventive Zahnheilkunde lud im Mai 2013 zur Prophylaxefortbildung namens »Frühjahrs-Akademie« in ein Fünfsternehotel nach Mallorca. Oder man geht als wissbegieriger Zahnarzt auf Kreuzfahrt:

Im Oktober 2013 startete zum siebten Mal die dentale Fortbildungskreuz-
fahrt auf der »AIDAstella«, diesmal entlang der Kanaren und Madeira. Auf
der »Dental Cruise 2013« gab es aber natürlich vor allem »anspruchsvolle
dentale Fachvorträge« – zum Beispiel die »Ästhetik der Abrechnung«. Hersteller Nobel Biocare, einer der Marktführer in der Implantologie, lud im
Juni 2013 zum »Global Symposium« ins New Yorker Waldorf Astoria. Der
Weltkongress der ästhetischen Zahnheilkunde fand 2009 in Las Vegas statt.
Für eine Berufsgruppe, die sich seit mehr als 45 Jahren in Davos zum »Europäischen Zahnärztlichen Fortbildungskongress« trifft, ist das vermutlich
standesgemäß.

Die großen Implantologenverbände treffen sich im Maritim oder im Hil-
ton, stets gesponsert von zahlreichen Implantatherstellern und Zahnmedi-
zinunternehmen. Das Geld, das die Firmen für die Nennung ihres Namens
auf Plakaten und Flyern bezahlen, fließt zwar in einen allgemeinen Topf,
um einen direkten Einfluss auszuschließen, aber die Firmen nutzen diese
Wege ja nicht ohne Grund. Kritische Zahnärzte fragen bereits, ob es Zufall
oder Methode ist, wenn die Implantate von besonders zahlungskräftigen
Firmen dann auch in den Fortbildungskursen der Fachgesellschaften verwendet werden.

Die Implantathersteller nutzen auch gerne die direkte Ansprache. Eine
»VIP-Einladung« bekamen die Präsidenten der drei großen Implantologenverbände und ein Zusammenschluss von niedergelassenen Implantologen im Herbst 2013: zwei Nächte kostenfrei in der Junior-Suite des Waldorf
Astoria in Berlin, um die »Weltpremiere« eines neuen digitalen Planungs-
konzeptes für die Implantologie ebendort bestaunen zu können. Nicht
weiter erwähnenswert sind das kostenfreie Mittagsbüfett und ein Sekt-
empfang, denn die Einladung lockte vor allem mit dem »absoluten Event-
Highlight 2013 in Berlin«: zwei Gratistickets für die Halloween-Party in der
Feinschmeckerabteilung des KaDeWe – »edler Champagner Veuve Cliquot
unbegrenzt« inklusive. Ach ja, und der »Chauffeur-Shuttle-Service« vom
Waldorf Astoria zum KaDeWe gehörte selbstredend auch dazu.

Implantieren als Marathon: Fragwürdige Kurse

Fairerweise muss man erwähnen, dass all dies auch in anderen medizinischen Bereichen vorkommt: Patientenbroschüren von Herstellern liegen zum Beispiel auch in Frauenarztpraxen, Weiterbildung bei Herstellern gibt es auch im Bereich der Hüftprothesen, und vornehme Örtlichkeiten für Kongresse sind der Medizin generell nicht unbekannt. Und sicher ist auch, dass es in der Zahnmedizin um kleinere Umsätze geht als in manchen Bereichen der Medizin. Firmen wie Straumann oder Geistlich kämpfen um Millionenumsätze, aber nicht um Milliarden wie die großen Arzneimittelhersteller etwa im Bereich der Blutdrucksenker, Hormontherapien oder anderer Topseller. Und natürlich muss man zugestehen, dass Zahnärzte die Fortbildungskurse selbst bezahlen müssen.

Dennoch: Fortbildung kann auch zielgerichteter ablaufen als auf einer Kreuzfahrt. Unscheinbare Seminarräume in Deutschland mögen langweiliger wirken, der Kurs kann aber effektiver sein. Vor allem weil der Fortbildungsmarkt nicht nur luxuriöse Angebote bereithält, sondern auch durchaus fragwürdige. So bietet ein deutscher Hersteller von Titanprodukten seit 2003 Fortbildungen in Asien und in der Karibik an. Unter dem vielsagenden Titel »Q-Implant-Marathon« können Zahnärzte in Santo Domingo, in Kambodscha oder Laos das Operieren trainieren, und zwar quasi wie am Fließband, mit Patienten, die sich Implantate normalerweise gar nicht leisten können. Bis zu 30 Implantate setzt jeder Teilnehmer in einer Woche ein und assistiert bei 50 bis 60 – natürlich mit dem firmeneigenen Implantat.

Der Implantathersteller betont, für die Patienten seien die gleichen Bedingungen gegeben wie in Deutschland. Man arbeite mit ortsansässigen Praxen und Kliniken zusammen. Dort erhalten die Patienten laut Anbieter die Voruntersuchung inklusive Röntgen, Aufklärung, eine gegebenenfalls nötige Zahnreinigung und später auch den eigentlichen Zahnersatz. Versuchskaninchen seien die Patienten ausdrücklich nicht. Ein »Teacher« sei immer dabei, denn die Kurse sind unter anderem für implantologische Anfänger gedacht. Allerdings wirbt die Firma an ihren Auslandsstandorten damit, dass die Patienten von der Voruntersuchung bis zur Suprakonstruktion alles kostenlos bekommen. Die teilnehmenden Zahnärzte können noch auf der Rückreise, beschwingt vom karibischen Strandprogramm, das firmeneigene Implantat ordern. Im Firmenwerbevideo sieht man lächelnde Zahnärzte in steriler Dienstkleidung, dazu Sonne, Strand, Palmen, Meer und schöne Restaurants. Manche Zahnmediziner nennen solche oder andere exotische Fortbildungen auch »Implantatsafaris«.

Schlauer werden? Fortbildung ist abgestuft wie eine Pyramide

Sie möchten sich von einem Spezialisten behandeln lassen? Gern, aber den Wert der Aussagen auf der Homepage oder auf dem Praxisschild können heutzutage nur noch Fachleute richtig einordnen. Einige Anhaltspunkte können Ihnen jedoch weiterhelfen. Weil Fortbildungen Geld kosten und nicht jeder Zahnarzt gleich die höchste Fortbildungsstufe erklimmen will oder kann, gibt es Abstufungen. Grundsätzlich wird in der Medizin und in der Zahnmedizin unterschieden zwischen der Ausbildung (das ist das Studium), der Weiterbildung (für den angehenden Facharzt) und der Fortbildung. Besonders bei der Fortbildung ist die Nachfrage groß, die Zahl der Anbieter allerdings auch.

Tätigkeitsschwerpunkte

Die Fortbildungsmöglichkeiten kann man sich wie eine Pyramide vorstellen: Der breite untere Bereich ist ohne große Schwierigkeiten zu bekommen. Dazu gehören vor allem die »Tätigkeitsschwerpunkte«. Hierfür reichen teilweise Selbsteinschätzungen oder Wochenendkurse. Die Bezeichnung »Tätigkeitsschwerpunkt« wird von Fachgesellschaften vergeben und von Landeszahnärztekammern – mit unterschiedlichen Kriterien. Schon diese Qualifikation ist also nicht bundesweit vergleichbar, ein Problem, das sich auch weiter oben in der Pyramide fortsetzt.

Curricula

Als zweite Stufe in der Fortbildungspyramide folgen die Curricula. Während der Begriff an Schulen und Hochschulen für eine detaillierte Beschreibung des Lehrplanes steht, bezeichnet man in der Medizin und in der Zahnmedizin damit eine Art der Fortbildung. Auch hier sind Dauer und Inhalte unterschiedlich. Sehr viele Fachgesellschaften bieten mittlerweile Curricula an, die Themen reichen von der Ästhetischen Zahnheilkunde über die Umweltzahnmedizin bis zur zahnärztlichen Hypnose. Aber derart betitelte Fortbildungen gibt es auch bei Zahnärztekammern und bei privaten Anbietern, ein Curriculum kann ein Wochenende dauern oder mehrere Monate. Das ist in der Humanmedizin übrigens ähnlich.

Das Durcheinander nahm solche Ausmaße an, dass man sich im Bereich Implantologie schon 2003 zum Handeln gezwungen sah: Die Konsensuskonferenz Implantologie als Zusammenschluss der wissenschaftlichen und berufspolitischen Fachgesellschaften beobachtete mit Sorge die »schier wild wuchernden Curricula zum Tätigkeitsschwerpunkt Implantologie«, weil »vielfach wesentliche Voraussetzungen nicht erfüllt« seien. Deshalb wurde damals ein »Tätigkeitsschwerpunkt Implantologie Konsensuskonferenz« als eigenständiger Titel beschlossen. Er wird vergeben für ein Curriculum, das von den Mitgliedergesellschaften der Konsensuskonferenz anerkannt wird und an eine dort abzulegende Prüfung gekoppelt ist. Curricula der Fachgesellschaften gelten in der Regel als hochwertig, weshalb etwa die Deutsche Gesellschaft für Implantologie als führende Fachgesellschaft die »deutlichen qualitativen Unterschiede« beklagt und kritisiert, dass es für Patienten »keine Transparenz in der Titelflut« gibt. Aber auch unter den Curricula der Fachgesellschaften gibt es qualitative Unterschiede. Manche sind eher theorielastig, manche enthalten mehr praktische Übungen, manche fordern eine eidesstattliche Versicherung der Teilnehmer über ihre bisherige Erfahrung auf dem jeweiligen Gebiet.

Spezialisten

Zahnärzte sind Spezialisten, könnte man meinen, nämlich im Bereich des Körpers eben für Zähne. Doch weil manche Fachgesellschaften sich regelrecht gezwungen sahen, eigene Qualitätsmaßstäbe zu setzen, gibt es den »Spezialisten« als offizielle Bezeichnung für ein noch kleiner umrissenes Fachgebiet. Aussagekraft hat diese Bezeichnung jedoch nur mit dem Zusatz der jeweiligen Gesellschaft. Das Wort »Spezialist« allein kann jeder auf sein Praxisschild schreiben, im Internet finden sich zuhauf Zahnärzte, die sich als »Spezialisten für Endodontie«, für Wurzelkanalbehandlungen, für Implantologie bezeichnen oder als »Prophylaxespezialisten«. Ein »Spezialist Implantologie – DGZI« oder »Spezialisten für Endodontie der DGEndo« haben aber wenigstens eine Qualifikation nach definierten Kriterien zu bieten. Wenn ein Zahnarzt sich nur den Namen einer Fachgesellschaft auf die Homepage stellt – geschenkt. Die Mitgliedschaft allein ist keine Qualifikation.

Master-Studiengang

Als nächster Schritt in der Fortbildungspyramide folgt der Master-Studiengang. Weil der »Tätigkeitsschwerpunkt« teilweise aufgrund einer Selbsteinschätzung vergeben und damit entwertet wird, interessieren sich viele Zahnärzte für den »Master« als Form der universitären Fortbildung. Sie ist auch berufsbegleitend möglich, man muss also nicht wie beim Fachzahnarzt drei Jahre seine Praxis schließen oder seine Anstellung aufgeben. Den Titel »Master of Science« (M. Sc.) gibt es für viele Bereiche, etwa für Endodontologie oder Parodontologie. Im Ausland auch für Zahnmedizin generell. Auch Fachgesellschaften bieten einen Master an, meist in Kooperation mit Universitäten. Zwar haben die Hochschulrektorenkonferenz und die Kultusministerkonferenz 1998 eine Akkreditierungspflicht für Master- und Bachelor-Studiengänge eingeführt, um inhaltliche Mindeststandards sicherzustellen. Trotzdem gilt auch hier: Nicht alle Master-Titel sind gleich, manche Anbieter, vor allem im Ausland, bieten weniger Inhalt und Wert. Theorielastig sind sie alle. Und die Bezeichnungen, wen wundert es, variieren wie sonst auch ins Unübersichtliche: Es gibt den »Master of Oral Medicine in Implantology« (MOM) genauso wie den »Master of dental Science für orale Implantologie« (MDSc). Master-Mania sozusagen.

Was nicht erlaubt ist

In diesem Titelwirrwarr gibt es natürlich zusätzlich noch Vorschriften darüber, welche Bezeichnungen nicht erlaubt sind. Die Bezeichnung »Schwerpunkt« zum Beispiel ist unzulässig. Denn das könnte sich anhören wie ein einfaches Interesse des Zahnarztes an einem Gebiet. Es muss schon »Tätigkeitsschwerpunkt« heißen. Jeder Zahnarzt, der das nicht beachtet, riskiert eine Auseinandersetzung mit der Kammer. Auch ein »Tätigkeitsschwerpunkt Kieferorthopädie« ist nicht zulässig, weil es für die Kieferorthopädie den Fachzahnarzt gibt und dieser Bereich damit berufsrechtlich geschützt ist.

Ebenso unzulässig, also nichtssagend, ist ein »Master of Implantology«. Es muss heißen »Master of Science Implantology« oder »Master of Science in Oral Implantology«. »Zahnarzt für Implantologie« geht übrigens auch nicht, weil »Zahnarzt für ...« so klingt wie »Fachzahnarzt für ...«, und den gibt es im Bereich der Implantologie nicht. Frech ist die Bezeichnung »Ihre Fachärzte für Endodontologie«: Den Facharzt für Zahnerhaltung gibt es natürlich nicht, theoretisch höchstens den Fachzahnarzt, aber weil dieser für Zahnerhaltung bislang nicht existiert, wäre zu Recht sofort die Kammer eingeschritten.

Der Fortbildungsmarkt ist nicht transparent. Die Vielzahl der Bezeichnungen ist nicht förderlich. Zahnärzte geben viel Geld dafür aus, aber den Patienten gereicht das nicht unbedingt zum Vorteil. Teilweise werden sie sogar ganz bewusst in die Irre geführt. Wenn nur noch Fachleute beurteilen können, wie viel Aussagekraft die Spezialisierung eines Zahnarztes hat, läuft etwas grundsätzlich falsch im System. Der Sachverständigenrat zur Begutachtung der Entwicklung im Gesundheitswesen betonte 2012, die Verantwortung zur Qualitätsbeurteilung könne »nicht allein auf den Patienten abgeschoben werden«. Aber eine Hilfe scheint nicht in Sicht. Anzulasten ist dies auch der Standesführung, die Minimallösungen zugelassen hat. Das schafft möglichst liberale und flexible Regelungen, von denen die breite Mehrheit profitiert. Echte Spezialisten fühlen sich nicht unterstützt. Dass einige Fachgesellschaften deshalb selbst aktiv werden, ist gut gemeint, fördert aber leider nur die Unübersichtlichkeit. Es existiere ein »Wildwuchs an mehr oder weniger qualifizierten Zertifizierungen, Schwerpunktbildungen, Spezialisierungen und zahlreichen anderen Titeln«, kritisierte der Heidelberger Professor Hans Jörg Staehle. Es habe sich »eine zum großen Teil kommerziell ausgerichtete Fortbildungsindustrie entwickelt«. Die Zahnärztekammern hätten es »versäumt, durch entsprechende Fachzahnarzt- und Zusatzbezeichnungen« für eine geordnete Entwicklung zu sorgen, die sich an fachlichen und nicht vorwiegend an kommerziellen Gesichtspunkten orientiert.

Jeder Laie, der in diesem Wirrwarr nicht kapituliert, ist wirklich zu bewundern. Ein bislang wenig beachteter Missstand in einem Bereich, der für Patienten extrem wichtig ist – weil die Art der Qualifikation einiges darüber aussagt, was der Zahnarzt kann.

Mehr Fachzahnärzte: Der Untergang des Abendlandes?

Anders als in der Medizin gibt es in der Zahnmedizin nur wenige Fachärzte, nämlich nur zwei: den Fachzahnarzt für Kieferorthopädie und den Fachzahnarzt für Oralchirurgie. Der Fachzahnarzt für Parodontologie ist ein Sonderfall, da er nur an zwei Universitäten im Bereich der Zahnärztekammer Westfalen-Lippe angeboten wird.

Um Fachzahnarzt zu werden, reicht kein Curriculum, dafür muss ein Zahnarzt eine mindestens dreijährige hauptberufliche Weiterbildung mit abschließender Prüfung absolvieren. Ebenso ist es übrigens für den Fachzahnarzt für Öffentliches Gesundheitswesen geregelt. Wer sich dagegen von einem Facharzt für Mund-Kiefer-Gesichtschirurgie behandeln lässt, hat einen Mediziner mit doppeltem Studium vor sich, mit einem Human- und einem Zahnmedizinstudium und einer fünfjährigen Facharztausbildung.

Der Titel »Fachzahnarzt« ist also die Spitze der Weiterbildungspyramide. Insgesamt machen die Fachzahnärzte aber nur einen Anteil von weniger als zehn Prozent aller Zahnärzte aus. In der Medizin hingegen ist die Facharztqualifikation zwingend nötig. Seit Jahren wird in der Zahnmedizin heftig darüber gestritten, ob man mehr Fachzahnärzte braucht. Die Befürworter argumentieren mit stetig steigendem Wissen in der Zahnheilkunde und ihren Spezialgebieten. Und auch mit den Schwächen der Universitätsausbildung. Denn in vielen Bereichen, zum Beispiel in der Parodontologie und in der Implantologie, bekommt ein Student lediglich Grundkenntnisse vermittelt. Trotzdem darf er nach erhaltener Approbation implantieren und eine Parodontitis behandeln. Mehr Fachzahnärzte werden etwa für Kinderzahnheilkunde, für Zahnerhaltung oder für Parodontologie gefordert.

Ob die Fachgebiete erweitert werden, ist derzeit fraglich, und falls ja, würde es wegen der oben beschriebenen Ausbildungszeit lange dauern. In Richtung Spezialisierung geht die Entwicklung aber bereits. Ablesbar ist der Trend an der Nachfrage vor allem junger Zahnmediziner, die eine Spezialisierung als wichtig ansehen, und viele wollen das gleich nach dem Staatsexamen und der Assistenzzeit realisieren. Nach einer Umfrage des Instituts der Deutschen Zahnärzte (IDZ) von 2010 schätzen knapp 19 Prozent eine Spezialisierung mit formalem Abschluss als positiv für die eigene berufliche Entwicklung ein. Derzeit liegt der Anteil der Spezialisten mit formalem Abschluss unter den deutschen Zahnärzten bei etwas über zehn Prozent.

Zahlen zur Weiterbildung

Von den insgesamt rund 68.500 tätigen Zahnärzten in Deutschland hatten 2011 nur rund 300 die Weiterbildung zum Fachzahnarzt für Parodontologie absolviert, gut 2.400 die Weiterbildung zum Oralchirurgen und mehr als 3.400 die zum Kieferorthopäden. Dazu gibt es etwa 1.000 Mund-, Kiefer- und Gesichtschirurgen.

Zuständig für die Weiterbildung sind die Zahnärztekammern. Sie sind fast alle gegen mehr Fachzahnärzte. Sie wollen die Einheitlichkeit des Berufsstandes erhalten – auch weil eine Aufspaltung der Zahnärzte in verschiedene Fachgruppen die Verhandlungsposition der Kassenzahnärztlichen

Vereinigungen gegenüber den Krankenkassen schwächen könnte. Zudem fürchtet die Standesvertretung wohl eine Konkurrenzsituation zwischen Generalisten und Fachzahnärzten und damit nicht zuletzt Kämpfe ums Budget. Befürworter von mehr Fachzahnärzten sind nicht nur einige Fachgesellschaften, sondern auch der Wissenschaftsrat, der die Bundesregierung in Fragen der Entwicklung von Wissenschaft und Forschung berät. In seiner Empfehlung zur Weiterentwicklung der Zahnmedizin an den Universitäten hieß es 2005, die Zahl der Gebiete, in denen Fachzahnärzte tätig werden, solle »insgesamt erhöht« werden.

Spezialist für den linken Weisheitszahn?

Einer der energischsten Verfechter von mehr Fachzahnärzten ist Hans Jörg Staehle, Professor an der Universität Heidelberg und ehemaliger Präsident der Deutschen Gesellschaft für Zahn-, Mund- und Kieferheilkunde. Staehle brachte viele Berufsverbände gegen sich auf. Der Freie Verband Deutscher Zahnärzte protestierte, ebenso der Deutsche Arbeitskreis für Zahnheilkunde, der Berufsverband für Allgemeinzahnärzte sowie fast alle Landeszahnärztekammern. Plakativ hieß es: »Wir brauchen keinen Spezialisten für Zahnsteinentfernung.« Oder: »Wir wollen keinen Fachzahnarzt für die palatinale Wurzel des oberen linken Weisheitszahns.« Der Berufsverband der Allgemeinzahnärzte (BVAZ) argumentierte, die Forderung nach weiteren Fachzahnärzten sei entbehrlich. Die Zahnmedizin sei schon ein Spezialgebiet, und zwar ein kleines, vergleichbar mit der Augen- oder der Hals-Nasen-Ohren-Heilkunde. »Wir alle sind bereits Spezialisten. Spezialisten für Zahnheilkunde«, schrieb die Präsidentin Marianne Grimm in einer Fachzeitschrift. Es gebe ja auch keinen Facharzt für Tinnitus oder für Linsentrübung.

Eine so seltene, »über alle sonstigen Meinungsverschiedenheiten hinausreichende ganz große Koalition« machte Staehle stutzig. 2010 verfasste er eine Erwiderung in der DAZ-Zeitschrift Forum, die es in sich hatte und so schön ist, dass sie hier auszugsweise wiedergegeben werden soll: »Bei einer so hohen Einmütigkeit erscheint es lohnend, die Argumente, die angeblich gegen einen Ausbau der Weiterbildung sprechen, näher zu beleuchten.« Zum

Vergleich zog Staehle die Ärzteschaft heran. Dort werde die Berechtigung von Fachärzten an sich schließlich auch nicht angezweifelt. Kostenpflichtige Master-Titel oder weitgehend ungeprüfte Interessen- bzw. Tätigkeitsschwerpunkte anstelle von geprüften Facharztbezeichnungen einzuführen, das sei dort noch niemandem eingefallen. Und zudem schätzten sicherlich auch Dentalmediziner den Sachverstand ihrer Kollegen: »Auch Zahnärzte und ihre Standesvertreter werden gelegentlich krank. Angenommen, es handelt sich um eine ernsthafte Erkrankung, wird der Betroffene vermutlich versuchen herauszufinden, welcher Spezialist ihm am besten helfen kann. Wenn er sich beispielsweise einer schwierigen und komplikationsträchtigen Operation unterziehen muss, wird er mit hoher Wahrscheinlichkeit eher einen für seine konkrete Fragestellung spezialisierten Fachchirurgen aufsuchen als einen Allgemeinchirurgen. Wenn dieser Facharzt dann noch über bestimmte Weiterqualifikationen in Form von kammergetragenen Zusatzbezeichnungen verfügt, wird er dies nicht ungern zur Kenntnis nehmen. Zweifellos ist eine adäquate Arztwahl oft schwierig, und die Anerkennung von Facharzt- und/oder Zusatzbezeichnungen alleine bietet noch keine Gewähr für eine optimale Versorgung. Aber immerhin stellt die Medizin eine Basiskompetenz in Aussicht – eine Situation, die für die Zahnmedizin nicht immer zutrifft. Wenn in Deutschland beispielsweise ein Patient an einer aggressiven Parodontitis erkrankt und sich an einen Zahnarzt wendet, der auf seinem Praxisschild mit Begriffen aus der Parodontologie wirbt, weiß er nicht viel über dessen Kompetenz. Er muss – falls ihm dies überhaupt bewusst ist – mit extrem großen Qualifikationsunterschieden rechnen. Würde es sich hingegen um einen ausgewiesenen Fachzahnarzt für Parodontologie handeln, könnte er mit höherer Wahrscheinlichkeit davon ausgehen, einen für seine Erkrankung ausgebildeten Behandler anzutreffen. Es soll in diesem Zusammenhang daran erinnert werden, dass die Kammern nicht nur die Aufgabe haben, die Interessen der Zahnärzte zu vertreten, sondern auch jene der Bevölkerung.«

Fazit

Im bestehenden Wettbewerbsdruck fühlen sich viele junge Zahnmediziner berufen, mit einer Spezialisierung ihr Profil zu schärfen. Doch eine zu schnelle Spezialisierung verengt den Blick – wenn man einen Hammer in der Hand hat, sieht eben alles aus wie ein Nagel. Vor allem weil Zahnmediziner mit dem Universitätsabschluss nur eine Art Basiswissen erhalten haben, sollten sie sich erst umfangreich weiterbilden. »Eine gute objektive Beratung sollte immer losgelöst von eigenen Behandlungsschwerpunkten erfolgen«, sagt Lutz Laurisch, Zahnarzt aus Korschenbroich in Nordrhein-Westfalen, der als Vorsitzender der Alumni (Ehemaligen) und Freunde der Westdeutschen Kieferklinik den Absolventen an der Düsseldorfer Heine-Universität gerne rät, sich nicht zu früh zu spezialisieren. »Nur ein guter Generalist kann auch ein guter Spezialist werden.« Denn je mehr Erfahrung ein Zahnarzt auf einem Teilgebiet hat, desto weniger hat er gleichzeitig den Überblick, welche Therapie in welchem Fall gerade die beste ist.

Missstand 3: Kaum Qualitätskontrolle

Eine Branche lässt sich nicht in die Karten gucken

Gleich acht Zähne auf einmal knöpfte sich Dr. H. aus Regensburg vor, seine Patientin hatte er dafür in Vollnarkose versetzt. Wurzelkanalfüllungen wollte er machen, ohnehin eine filigrane Feinarbeit. An fünf Zähnen gerieten die Füllungen zu lang und reichten teilweise bis in die Kieferhöhle. Die Folge waren Entzündungen und starke Kopfschmerzen über eine lange Zeit, die Patientin musste dauerhaft Schmerzmittel einnehmen. Nach Ansicht des Amtsgerichts überstopfte er auch im Juli 2010 bei einer Patientin die Wurzelkanäle an zwei Zähnen zu weit mit Füllungsmaterial, im dritten Zahn war die Füllung dagegen zu kurz und im vierten Zahn perforierte Dr. H. die Wurzel – Zahnärzte sprechen dann von einer »via falsa«, vom falschen Weg. Weil dabei der umgebende Kieferknochen beeinträchtigt wird und sich oft eine Entzündung ausbreitet, ist solch ein Zahn nur schwer zu retten. Entgegen den fachlichen Standards machte Dr. H. keine Längenbestimmung und keine Röntgenbilder. Die Patientin litt unter erheblichen Schmerzen und musste sich einer umfangreichen Nachbehandlung unterziehen. Dr. H., von der Regensburger Presse »Horror-Zahnarzt« genannt, erhielt im Sommer 2013 wegen fahrlässiger Körperverletzung in sechs Fällen einen Strafbefehl über ein Jahr Haft auf Bewährung und 1.500 Euro Geldstrafe.

Wie gut oder schlecht sind die Zahnärzte wirklich? Das lässt sich nur schätzen. Es ist wohl so wie in anderen Branchen auch: Der Großteil arbeitet

mittelmäßig, einige arbeiten sehr gut, einige schlecht. Nur: In der Zahnmedizin kann man damit eigentlich nicht zufrieden sein. Denn es geht um
unsere Gesundheit, und die Vertreter dieser Branche haben immer gerne
herausgestellt, welch hohe Qualität die zahnmedizinische Versorgung in
Deutschland hat.

Doch genau genommen muss man zwei Begriffe fein unterscheiden: die
Versorgungsqualität und die Behandlungsqualität. Die Bevölkerung insge-
samt in Deutschland wird zahnmedizinisch im internationalen Vergleich
gut versorgt. Aber wie gut die Behandlungsqualität ist, wurde seit Ende der
Achtzigerjahre nicht mehr erhoben. Konkret über die Arbeit des einzelnen
Behandlers beim jeweiligen Patienten weiß man also kaum etwas.

In einer Analyse der zahnmedizinischen Versorgung in Deutschland zogen drei Experten 2009 die Bilanz, dass »die neueren Daten zur Qualität
zahnärztlicher Leistungen kaum Hinweise auf Verbesserungen erkennen«
lassen und dass es »noch vielfältige Qualitätsmängel« gebe. Die Autoren
Jochen Bauer, Thomas Neumann und Rüdiger Saekel werteten für nahezu
alle Gebiete vorliegende Studienberichte aus und fanden Schwachstellen
von der Fissurenversiegelung bis zur Haltbarkeit von Zahnersatz. Dabei ist
ein grundlegendes Problem zu beobachten: Untersuchungen zu Qualitäts-
mängeln in der Zahnmedizin sind selten. Einer der Gründe dürfte ganz
plakativer Natur sein: Das Thema ist nicht karrierefördernd.

Dabei gab es einmal eine Untersuchung, die genau diese Mängel schonungslos offengelegt hat, sogar gefördert vom Bundesministerium für
Arbeit und Sozialordnung. Die sogenannte BKK-Voith-Studie, benannt
nach einer kleinen Betriebskrankenkasse im süddeutschen Heidenheim,
ist sozusagen das Standardwerk für die Kontrollbefürworter. Mit anonymisierten Abrechnungsdaten wurde untersucht, wie hoch die Verlustraten,
die Wiederholungsarbeiten und Neuversorgungen waren – bei 8.325 Versicherten und rund 828 Zahnärzten im Zeitraum zwischen 1981 und 1984.

Das Ergebnis war ein Paukenschlag. Die Arbeit der behandelnden Zahnärzte konnte in drei Gruppen eingeteilt werden: Behandler mit überdurchschnittlichen bis durchschnittlichen Leistungen, Behandler mit sehr he-

terogenen (schwankenden) Leistungen und schließlich eine Gruppe mit unterdurchschnittlichen Ergebnissen. Diese letzte Gruppe umfasste zehn bis 18 Prozent der beteiligten Zahnärzte, und bei diesen waren die Verlustraten bei Füllungen und Zahnersatz doppelt bis fünfmal so hoch wie beim Gesamtdurchschnitt. Die Folgebehandlungsrate von Füllungen innerhalb eines Jahres lag bei den schlechten Zahnärzten 90 Prozent über dem Durchschnitt, die Folgebehandlungsrate bei wurzelkanalbehandelten Zähnen innerhalb eines Jahres 88 Prozent über dem Durchschnitt.

»Wir konnten genau nachweisen, welcher Zahnarzt wie gearbeitet hatte, ohne einen einzigen Namen zu kennen«, sagt Hanns-Werner Hey, Münchener Zahnarzt und Mitglied des Deutschen Arbeitskreises für Zahnheilkunde (DAZ), der an der Studie beteiligt war. »Einigen hätte man sozusagen den Führerschein entziehen müssen. Aber statt einer Erkenntnis in die eigenen Fehler gab es einen Aufschrei der Empörung und Beschimpfungen gegen uns.« Die Arbeit sei danach in den Schubladen der Ministerien verschwunden.

Diese Studie war die erste, die systematisch zahnärztliche Ergebnisqualität überprüft hat. Kurz nach der Voith-Studie folgte eine weitere vom Ministerium geförderte BKK-Studie und eine Studie aus Münster zur Qualität zahnärztlicher Prothetikarbeiten von Reinhard Marxkors. Beide kamen zu ganz ähnlichen Ergebnissen. Von 2.974 Zahnersatzarbeiten, die Marxkors von 1989 bis 1990 überprüfte, waren sogar zwei Drittel unterdurchschnittlich: 22,1 Prozent der Kronen, Brücken und Prothesen waren korrekturbedürftig, 52 Prozent waren erneuerungsbedürftig. Ein Viertel, nämlich 25,9 Prozent der Arbeiten, waren gut oder sogar perfekt.

Es ist symptomatisch, dass diese Studien damals ohne Beteiligung der zahnärztlichen Standesführung zustande kamen. Gefördert wurden sie vom Bundesarbeits- bzw. vom Bundesgesundheitsministerium. Beteiligte erinnern sich sogar an massiven Druck von oben, etwa die BKK-Voith-Studie zu verhindern. Die Kassenzahnärztliche Vereinigung Baden-Württemberg machte nicht mit, die beiden Zahnärzte aus dem Deutschen Arbeitskreis für Zahnheilkunde wurden wegen ihrer Teilnahme von anderen Verbänden beschimpft. Die Firma, in deren EDV die Abrechnungsdaten gespei-

chert waren, sagte ihre Mitarbeit ab, als Funktionäre ihr »mit einem Boy-
kott drohten«, wie sich Hey erinnert. Übrig blieben der DAZ und die kleine, heute längst fusionierte BKK Voith.

Druck von außen

Vermutlich war die Standesführung damals so verunsichert, weil sie vor
der ganz ungewohnten Situation stand, dass Krankenkassen und Politik
die Forschung im Bereich der Qualitätssicherung förderten. Man witterte
Qualitätskontrolle – und zwar von außen. Der Zahnarztberuf ist ein freier
Beruf, heißt es stets, er wird eigenverantwortlich, fachlich und wirtschaftlich unabhängig in Diagnose- und Therapiefreiheit ausgeübt. Der Doc hat
die Entscheidungshoheit. Und weil jede Zahnbehandlung anders ist, wehren
sich Zahnärzte ab und an gegen Verpflichtungen und teilweise auch gegen
allgemeine Standards oder Leitlinien. Das gilt teilweise auch für Ärzte, aber
bei den Zahnärzten, sagen Verbraucherschützer, sei es besonders schlimm.
Dort sei lange Zeit das Bewusstsein ausgeprägt gewesen: »Wir sind Qualität.«

Grund für die Qualitätsoffensive der Krankenkassen und einiger Gesund-
heitspolitiker Ende der Achtzigerjahre war der Umschwung im Gesundheitssystem. Nach den unter Zahnärzten legendären goldenen Siebzigern
waren Ende der Achtziger die »fetten Jahre« vorbei, das Einkommen der
Zahnärzte wurde zum Beispiel durch eine neue Gebührenordnung reduziert. Um dabei einen möglichen Qualitätsverlust zu verhindern, versuchte
man, Qualität zu definieren. Und zwar mit der Unterscheidung in Struk-
tur-, Prozess- und Ergebnisqualität.

Die Zahnärzteschaft konzentriert sich auf Struktur- und Prozessqualität.
Das heißt: Es wird Wert gelegt auf die Geräteausstattung, das Material und
die Arbeitsabläufe. Rein an der Ergebnisqualität will man sich nicht orientieren, weil die nicht nur von der Arbeit des Zahnarzt abhängt, sondern
auch vom Patienten. Nehmen wir die Hygiene als Beispiel: Dafür muss in
einer Praxis ein Sterilisator vorhanden sein. Ob das so ist, ob er funktioniert
und wie er benutzt wird, das kann kontrolliert werden. Denn Funktionsfä-

higkeit und Verwendung müssen dokumentiert werden. Das ist alles wichtig und vermeidet in diesem Beispiel Infektionen, aber gute Arbeit garantiert das nicht. Denn im Unterschied zu einer industriellen Fertigung gibt es in der Zahnmedizin keinen Automatismus. »Auf eine gute Struktur- und eine gute Prozessqualität muss nicht automatisch eine gute Ergebnisqualität folgen«, sagt Professor Johannes Einwag, Direktor des Zahnmedizinischen Fortbildungszentrums Stuttgart. »Das aber ist weiterhin das Credo der zahnärztlichen Standesführung.«

Aus Sicht des Patienten muss die Hygiene stimmen, aber auch das Ergebnis. Wie gut ist die Füllung, wie lange bleibt der Zahn nach einer Wurzelkanalbehandlung im Mund? Um die Fragen der Arbeitsprozesse wird viel Aufwand getrieben – Zahnärzte haben reihenweise Ordner für Hygiene, Röntgen, Entsorgung, Gefahrstoffe und Arbeitsschutz im Regal. Im Labor brauche man selbst für die Kaffeemaschine eine Sicherheitsabnahme, sagt ein Gutachter. Auch Gutachten werden mit großem Verwaltungsaufwand kopiert, dupliziert und abgeheftet. Wenn man sich mit der gleichen Energie um die Ergebnisqualität und um auffällige Zahnärzte kümmern würde, wäre schon sehr viel gewonnen.

Weil das Thema Qualität mittlerweile die gesamte Medizin beherrscht, kommt die Zahnärzteschaft nicht darum herum. Doch die Schritte waren zögerlich. 2004 verfasste die zahnärztliche Standesführung eine »Agenda Qualitätsförderung«, betonte aber darin, Maßnahmen zur Qualitätsförderung seien »vom Berufsstand selbst« zu entwickeln und einzurichten. »Zwang und Kontrolle zur Qualitätsförderung« seien »nicht zielführend«. Wer eine Freiwilligkeit postuliert, muss aber einkalkulieren, dass dies nur diejenigen erreicht, die ohnehin gute Qualität anbieten oder anstreben. Behandlungsergebnisse, sagt Hanns-Werner Hey, seien in kaum einem Bereich der Medizin so sichtbar, zugänglich und leicht überprüfbar wie in der Zahnheilkunde, aber Nachuntersuchungen fürchte die Zahnärzteschaft »wie der Teufel das Weihwasser«.

Zähes Ringen in der Selbstverwaltung

Wer jetzt meint, dann müsse einfach ein Gesetz für mehr Qualitätskontrolle her, der hat die Rechnung ohne das komplizierte Gesundheitssystem gemacht. Woran die niedergelassenen Zahnärzte sich halten müssen, regeln
Gesetze nur indirekt. Sie geben nur einen Rahmen vor. Die Organisationen,
die die Ärzte und Zahnärzte vertreten, füllen diesen Rahmen dann aus,
zusammen mit den Krankenkassen. Das nennt man Selbstverwaltung. Die
Qualitätssicherung ist einer der Bereiche, die der Gesetzgeber an den Gemeinsamen Bundesausschuss (G-BA) übertragen hat. Eine mächtige Einrichtung, auch wenn kaum jemand sie kennt, der nicht beruflich damit zu
tun hat.

Der Gemeinsame Bundesausschuss

Der Gemeinsame Bundesausschuss (G-BA) ist das oberste Be-
schlussgremium der sogenannten Selbstverwaltung der Ärzte, Zahnärzte, Krankenhäuser und Krankenkassen. Der G-BA kann keine
Gesetze erlassen. Hier werden Richtlinien vorgegeben, die aber für
die gesetzlichen Kassen und die Ärzte verbindlich sind. Deshalb
heißt der G-BA auch »kleiner Gesetzgeber«. Mit diesen Richtlinien
bestimmen die Gruppierungen im G-BA die Inhalte der Gesund-
heitsversorgung. Der Gemeinsame Bundesausschuss entscheidet
also darüber, welche Medikamente, Therapien und Hilfsmittel von
der gesetzlichen Krankenversicherung bezahlt werden und welche
nicht. Von der Akupunktur bis zum Zahnersatz – hier wird die Kassenleistung festgelegt. Richtlinien sind für Ärzte und Zahnärzte verbindlich und sollen die ausreichende, zweckmäßige und wirtschaftliche Versorgung gewährleisten. Verstöße dagegen können von der
eigenen Berufsaufsicht oder von einem Gericht geahndet werden.
Sechs Richtlinien gibt es in der Zahnmedizin, von der Früherkennung über die Kieferorthopädie bis zum Zahnersatz.

Der Staat hat damit große Teile der gesundheitspolitischen Entscheidungen
delegiert – ein besonderes System, das sich in Deutschland schon zu Zeiten des Kaiserreiches entwickelte. Das hat Vorteile: Wer sich in der Materie

auskennt, kann Sinn und Nutzen einer Vorgabe aus der Praxis beurteilen. Es hat freilich auch Nachteile: Wer von Änderungen betroffen ist, wird vielleicht nicht der Erste sein, der sie haben will. Und die beteiligten Gruppen blockieren sich häufig gegenseitig, sodass Projekte sehr lange dauern, gar nicht beschlossen werden oder nur auf dem kleinsten gemeinsamen Nenner.

Und dann ist da noch die problematische Doppelfunktion: Die Landeszahnärztekammern und die Kassenzahnärztlichen Vereinigungen sind Körperschaften des öffentlichen Rechts. Sie vertreten zwar die Interessen ihres Standes, aber sie müssen auch die hoheitliche Funktion wahrnehmen, die zahnärztliche Versorgung zu sichern – und deren Qualität. Die Interessenvertretung muss ihre Mitglieder also gleichzeitig kontrollieren. Sie berät ihre Mitglieder und überwacht gleichzeitig die Einhaltung der berufsrechtlichen Pflichten. Aus Sicht von Verbraucherschützern ist das ein ganz grundsätzliches Problem. Patientensicherheit, sagt Christoph Kranich von der Verbraucherzentrale Hamburg, »ist mit diesem janusköpfigen System nicht zu bekommen«. Das Magazin *Der Spiegel* sprach einmal von »Vampiren in der Blutbank«.

Der Deal um das Qualitätsmanagementsystem in Zahnarztpraxen

Patientenvertreter, die im G-BA beteiligt sind, aber kein Stimmrecht haben, beobachten immer wieder Deals wie auf dem Basar: Wenn ich in diesem Punkt nachgebe, bekomme ich dafür jenes. So ging es beispielsweise zu bei den Verhandlungen um Qualitätsmanagementsysteme, die seit Ende 2010 in jeder Praxis eines Kassenzahnarztes vorhanden sein müssen. Die Zahnärzte schafften es, die geplante Pflicht zur Zertifizierung herauszuverhandeln. Seit 2011 wird zumindest ein bisschen kontrolliert: Die Kassenzahnärztlichen Vereinigungen lassen sich von mindestens zwei Prozent zufällig ausgewählter Zahnärzte eine schriftliche Dokumentation vorlegen, um den Umsetzungsstand zu prüfen. Nach Ansicht der Kassenzahnärztlichen Bundesvereinigung belegen die Zahlen, dass Einführung und Umsetzung des Qualitätsmanagements »bei fast allen Vertragszahnärzten flächendeckend«

erfolge. Trotzdem bleibt das Qualitätsmanagement ein Papiertiger, eine Lo-
seblattsammlung, in der Zahnärzte ankreuzen, wie sie sich der Fortbildung
widmen, der Patientenaufklärung oder dem Fehlermanagement. Selbst
wenn es stimmt, was sie ankreuzen, macht es die Qualität der Behandlung,
also das Ergebnis im Mund des Patienten, nicht automatisch besser. Um
die schlechten Ergebnisse kümmert man sich intern – wie, das wird nicht
kommuniziert. Und trotzdem war der Widerstand hartnäckig. Noch Jahre
später meint die Standesführung ernsthaft, die gesetzlich vorgeschriebene
Teilnahme könne »die Akzeptanz für Qualitätsmanagementmaßnahmen
bei der Zahnärzteschaft unterlaufen«.

Datenschutz bremst Transparenz aus

Dass Qualitätssicherung in der Zahnmedizin nötig ist und ausgebaut werden muss, sei zwar grundsätzlich unstrittig, sagt die Kassenzahnärztliche
Bundesvereinigung. Aber wie das gehen soll, darüber gibt es massive Dis-
kussionen. Die Einführung des praxisinternen Qualitätsmanagements war
die erste Stufe. In der zweiten Stufe geht es um Qualitätsvergleiche zwischen einzelnen Praxen. Das heißt dann nicht einrichtungsintern, sondern
einrichtungsübergreifend. Seit 2010 gibt es dazu tatsächlich eine Richtlinie, mit deren Hilfe Qualitätsvergleiche zwischen Praxen möglich wären.
Umgesetzt ist diese »Richtlinie zur einrichtungs- und sektorübergreifen-
den Qualitätssicherung«, wunderbar abgekürzt als »Qesü-RL«, freilich
noch nicht. Zahnärztliche Leistungen einer Praxis könnten mit den Durch-
schnittswerten anderer Praxen verglichen werden. Die Kassenzahnärztlichen Vereinigungen könnten zahnärztliche Leistungen im Einzelfall durch
Stichproben überprüfen – allerdings mit anonymisierten Daten und mit
einem Makroblick von oben, nicht mit dem direkten Blick in die Praxis. Im
G-BA wird Qualität sozusagen mathematisch analysiert.

Trotzdem birgt das Sprengstoff. Die erste Richtlinie zur Qualitätsprüfung
sollte eigentlich Anfang 2012 bereits beschlossen werden, wurde aber zu-
rückgestellt. Grund sind Debatten über den Datenschutz, die nun vor allen
anderen Planungen stehen. Medizinische Daten sind sensible Daten und
sollen grundsätzlich vor Unbefugten geschützt werden. Je mehr sie anony-

misiert werden, desto weniger aussagekräftig können sie aber auch werden. Da die Kassenzahnärztlichen Vereinigungen zuständig sind, fließen die Daten über Behandlung, Behandler und Patient erst einmal dorthin beziehungsweise an ein dort eingerichtetes Prüfgremium. Und zwar unverschlüsselt. Bei einer Weiterleitung an die Krankenkassen werden die Daten dann verschlüsselt. Die Kassen sind deshalb in Sorge, dass ihre Einblicksmöglichkeiten begrenzt bleiben könnten und dass das Datenschutzargument von Zahnärzten vorgeschoben wird, um Transparenz zu vermeiden.

Nur zwei Leistungen werden überhaupt schon konkret auf ihre Eignung für ein Qualitätssicherungsverfahren abgeklopft: die systematische Antibiotikatherapie bei parodontologischen Behandlungen und die Frage, welche Qualität beim Ziehen eines Zahnes gegeben sein muss, um Nachbehandlungen möglichst zu vermeiden. Das waren die einzigen Punkte, auf die man sich in den Ausschüssen des Gemeinsamen Bundesausschusses verständigen konnte. Immerhin besteht die Aussicht, wenn diese Premiere klappt, dass das Prozedere dann leichter auf andere Behandlungsfelder übertragbar wird. Doch die Auswahl der Leistungen ist nicht nur ein heikles Feld zwischen den jeweiligen Standesvertretern. Immer wieder taucht auch das grundsätzliche Problem der Zahnmedizin auf: nämlich dass für viele Leistungen aus der Praxis nicht genügend wissenschaftlich belastbare Studien vorliegen. Die aber braucht man, denn bevor Leistungen überhaupt verglichen werden, müssen die Daten für das Verfahren wissenschaftlich durchleuchtet werden.

Natürlich liegt die Ergebnisqualität nicht allein am Zahnarzt. Sondern auch am Patienten und an manchen anderen Faktoren. Trotzdem wüssten die Menschen, die sich in Zahnarztpraxen behandeln lassen, gern mehr über die dortige Qualität. Das Niveau und die Bandbreite der Behandlungsqualität müsste durch neue Studien überprüft werden, doch die gibt es nicht. Immer noch ist dieses Thema nicht karriereförderlich. Die Autoren, die Ende der Achtzigerjahre aufrüttelnde Zahlen publizierten, wurden verbal ordentlich verhauen. So richtig gebessert hat sich das offenbar nicht, das hört man bei kritisch eingestellten Zahnärzten immer wieder. Wenn man wollte, könnte man die Behandlungsqualität noch einmal genauso überprüfen. Den Zugriff auf Daten wie bei der BKK-Voith-Studie bekäme man heute mit Hinweis auf den Datenschutz nicht mehr. Aber klinisch, also im

Mund des Patienten, wäre es natürlich möglich. Man bräuchte nur eine entsprechende Menge Probanden und deren Einwilligung. Im Gemeinsamen Bundesausschuss ist zwar einiges auf den Weg gebracht, aber die Verhandlungen ziehen sich teilweise wie Kaugummi. Und ob privat bezahlte Leistungen unter diese Qualitätssicherung fallen würden, ist keineswegs sicher. Sollte das nicht der Fall sein, wäre die Reichweite einer zahnärztlichen Qualitätssicherung deutlich eingeschränkt.

Zarte Pflänzchen: Initiativen für mehr Qualität

Qualität lasse sich nicht messen, sagt die Standesführung der Zahnärzteschaft immer. Aber einige Zahnärzte haben es trotzdem versucht. So sind kleine Qualitätsinitiativen entstanden, die aber bislang nicht über einen Minderheitenstatus hinausgekommen sind. Heftig bekämpft wurden sie meist trotzdem.

Beispiel 1: Klein, aber fein: Qualitätszirkel von Implantologen

Bislang wenig bekannt, dafür aber mit sehr hohen Qualitätsanforderungen verbunden ist ein Zusammenschluss von knapp 20 Implantologiepraxen von Aachen bis München unter dem Titel »European Centers for Dental Implantology«, kurz ECDI. 2009 von fünf engagierten Praxen gegründet, folgen nun auch Zentren aus der Schweiz, aus Österreich und anderen europäischen Ländern. Meist sind es Mund-, Kiefer- und Gesichts- oder Oralchirurgen. Die Aufnahmekriterien sind anspruchsvoll. Die Zentren verpflichten sich, leitliniengerecht und evidenzbasiert zu arbeiten, wissenschaftlich und technisch auf dem neuesten Stand. Die Zahnärzte sind mindestens 15 Jahre implantologisch tätig und zertifizierte Referenten und Gutachter. Sie müssen mehr als 3.000 Implantate gesetzt haben. Teilnehmende Praxen müssen ein Qualitätsmanagementsystem anwenden und ihre Implantationszahlen und Behandlungsergebnisse dokumentieren.

Die Daten zu Implantaten von rund 12.000 Patienten werden an ein Notariat geschickt und seit Mitte 2013 an der Universität von Birmingham wissenschaftlich ausgewertet. Eine solch große Datenmenge ist selten und wird »recht robuste Aussagen« zulassen, wie es der dafür zuständige Oralchirurg Thomas Dietrich formuliert. Da die ECDI-Praxen zu einem großen Teil Überweiserpraxen sind, also Patienten von anderen Zahnärzten meist nur für die Implantation überwiesen bekommen, liegt der wissenschaftliche Fokus eher auf chirurgischen Fragestellungen, zunächst weniger auf der langfristigen Haltbarkeit der gesetzten Implantate. Weil normalerweise niemand gerne seine Zahlen preisgibt, sind Datenzusammenführungen von mehreren Praxen oder selbst von Kliniken eine echte Rarität. »Wir müssen aber endlich genau wissen, welche Methode welche Erfolgschance hat«, sagt Martin Bonsmann, der zusammen mit seinem Düsseldorfer Praxispartner Wolfgang Diener die ECDI-Gründung angestoßen hat. »Sonst wird stets auf der einen Fortbildung diese Richtung gelehrt, auf einer anderen Fortbildung jene Richtung.«

Beispiel 2: Umstrittener Pionier

Armin Jäkel ist vielen Zahnärzten gut bekannt. Wohlgelitten ist er aber nicht überall. Der Zahnarzt aus Eckernförde ist ein unnachgiebiger Verfechter von Qualitätskontrollen. Schon 1999 ging er einen ganz eigenen Weg und gründete eine Firma, die für Zahnarztpraxen neue Qualitätsstandards entwickelte. Das Ziel: auf hohem Niveau patientenorientiert zu behandeln. Teilnehmende Praxen müssen die Einhaltung extern überprüfen lassen, stichprobenartige Nachuntersuchungen behandelter Patienten zulassen und alles dokumentieren. Zudem müssen sie auf Zahnersatz und Füllungen sechs statt zwei Jahre Garantie bieten und regelmäßige Fortbildungen nachweisen. Im Gegenzug kann die Praxis mit einem Qualitätssiegel für ihren Standard werben. Jäkel nannte die Firma »MacDent«, änderte aber 2007 den Namen in »TruDent«. »MacDent« klang spätestens seit der Gründung des Zahnersatzdiscounters »McZahn« 2006 wie ein Billiganbieter.

Die Idee löste einen Sturm der Entrüstung aus. »So etwas«, sagt Joachim Hüttmann, Zahnarzt aus Bad Segeberg und im Vorstand der zuständigen Zahnärztekammer, »hatte es damals bislang nicht gegeben«, und das sei »vorsichtig ausgedrückt«. Nach Ansicht der Zahnärztekammern war die

Werbung, die Jäkel verteilte, unsachlich, wettbewerbswidrig und verstieß gegen die Berufsordnung der Zahnärzte. Weil Jäkel nicht einlenkte und andere Zahnärzte sich bei der Kammer über »MacDent« beschwerten, verklagte die Zahnärztekammer Schleswig-Holstein den unbequemen Zahnarzt.

Was folgte, war ein langer Rechtsstreit durch alle Instanzen und eine Auseinandersetzung, die mit harten Bandagen geführt wurde. Denn hinter dem Streit um die Art der Werbung stand etwas anderes. Nämlich die Frage, ob ein Zahnarzt sich mit einem Qualitätssiegel von anderen Zahnärzten abheben und damit deutlich machen darf, man arbeite auf einem qualitativ höheren Niveau als andere Zahnärzte. Jäkel rüttelte mit seiner Idee an den Grundfesten des Systems. Sein Vorhaben unterhöhlte die allgemeine Linie, alle Zahnärzte seien gleich gut. »Das aber ist in keiner Berufsgruppe der Fall«, sagt Jäkel. »Nur etwa zehn Prozent sind richtig gut, so wie anderswo auch.«

In den ersten beiden Instanzen bekam die Zahnärztekammer recht. Aber Armin Jäkel und zwei Kollegen aus Nordrhein-Westfalen zogen mit dem Argument der Berufsfreiheit vor den Bundesgerichtshof und vor das Bundesverwaltungsgericht. Das brachte die Wende. Die beiden Bundesgerichte sahen 2009 die vom Bundesverfassungsgericht gesetzten Maßstäbe der Berufsfreiheit als entscheidend an und ließen die Argumente der Kammern nicht gelten. Jäkel ging mit seiner TruDent AG als Sieger vom Platz.

Der Bundesgerichtshof sah in der beanstandeten Werbemaßnahme keine anpreisende oder herabsetzende Werbung. TruDent unterliege nicht denselben Werbebeschränkungen wie Zahnärzte, da die Firma selbst keine zahnärztlichen Leistungen anbiete. Und das Gericht gestand den TruDent-Zahnärzten ein besonderes Interesse zu, »auf ihre von dem üblichen Angebot eines niedergelassenen Zahnarztes abweichende Tätigkeit werbend hinzuweisen«. Auch die Begründung des Bundesverwaltungsgerichts zitiert Jäkel heute noch gern: Die Standards könnten »ohne Irreführung als Qualitätsstandards« bezeichnet werden, sie gingen »in wesentlichen Teilen über das gesetzlich Geforderte« hinaus. Und im Übrigen, so das Gericht, sei es »keine ausschließliche Kompetenz der Kammern, Maßnahmen zur Qualitätssicherung zu entwickeln und ihre Einführung zu überprüfen«. Kammern seien hier nur Anbieter neben anderen. Eine Genugtuung für Jäkel.

Heute ist »TruDent« immer noch klein. Gut 100 Zahnärzte in 60 Praxen arbeiten nach diesen Qualitätsstandards. »Man kann einen Zahnarzt nicht zwingen, gut zu sein«, sagt Armin Jäkel. »Aber man kann ihn locken, indem man die richtigen Anreize schafft.« Seine Idee war eine Pionierleistung, aber sie kam einige Jahre zu früh. Heute wäre der Aufschrei lange nicht so groß, denn heute ist Wettbewerb unter Zahnärzten weit verbreitet, und mehrere Gerichtsurteile haben Spielräume für die Selbstdarstellung eines Zahnarztes geschaffen, die früher undenkbar waren. Als »MacDent« die Branche in Aufruhr versetzte, war Werbung nicht erlaubt. Die Kammervorstände liefen sozusagen noch mit dem Zollstock von Praxis zu Praxis und kontrollierten die Schildergröße. Das ist Vergangenheit. Obwohl: Auch heute noch enthält die Berufsordnung der Zahnärztekammer Nordrhein den Hinweis, dass »Praxisschilder die Größe von 35 x 50 cm nicht überschreiten« und nicht durch »Beleuchtung oder sonstige besondere Maßnahmen hervorgehoben« werden dürfen. Um Armin Jäkel ist es jetzt ruhiger geworden. Aber er fühlt sich weiterhin in der berufspolitischen Landschaft »nicht erwünscht«.

Beispiel 3: Claridentis: Schmerzhafter Keil

Weil er mehr Qualität wollte, entwickelte der Münchener Zahnarzt Eberhard Riedel einen Vertrag mit der AOK Bayern. Das Projekt heißt »Claridentis« und startete 2008 in Bayern. Riedel kombinierte Qualitätskontrolle und eine integrierte Versorgung, also eine Zusammenarbeit mit Ärzten anderer Fachrichtungen. Doch das Projekt war ein Angriff auf das Abrechnungsmonopol der Kassenzahnärztlichen Vereinigung (KZV). Denn die Claridentis-Zahnärzte rechneten direkt mit der dahinter stehenden Managementgesellschaft ab und nicht wie sonst mit der KZV. Und sie erhielten von der AOK Bayern höhere Honorare, etwa für Wurzelkanalfüllungen. Dafür wurde eine besondere Sorgfalt erwartet und die Arbeit durch stichprobenartige Kontrollen der Röntgenbilder überprüft. Das sorgte für Missklänge in der Zahnärzteschaft, die einen »schmerzhaften Keil« in die

Kollegenschaft getrieben sah und einen Preisdruck befürchtete. Die Auseinandersetzung ging vor Gericht. Die KZV klagte, und nach einem jahre-
langen Rechtsstreit gab die AOK auf. Sie stellte das Projekt Ende 2013 ein.
Eberhard Riedel sah damit seine Meinung über die Haltung der Standesführung bestätigt: »Die Kammer und die KZV haben es nicht gutgehei-
ßen, dass Strukturen entstehen neben ihren eigenen.« Über unzureichende
Behandlungsleistungen vieler Kollegen hatte Eberhard Riedel schon 1994
ein Buch geschrieben mit dem provokanten Titel »Bohrer, Brecher, Beutel-
schneider«.

Beispiel 4: Zahnärzte, die sich für Mäßigung einsetzen

Der Deutsche Arbeitskreis für Zahnheilkunde (DAZ) ist ein kleiner Berufsverband, aber er ist ein ganz entschiedener Verfechter von recht unbequemen Ansichten. Er ist quasi aus dem Widerstand gegen die Standespo-
litik entstanden. Deshalb wurde auch beim DAZ eine Initiative für mehr
Qualität in der Zahnmedizin entwickelt. Seit 2004 existiert das »Projekt
Qualitätssicherung«. Auch hier gibt es ein Siegel, für das sich die teilnehmenden Praxen zur Einhaltung von Kriterien verpflichten. Aber zusätzlich
geht es dem Arbeitskreis um Grundsätze wie »medizinische Ernsthaftig-
keit, Sorgfalt, Zuwendung, Mäßigung und Transparenz«. Das muss der
Zahnarzt unterschreiben. Überprüft wird es durch kontinuierliche Pati-
entenbefragungen. Kontrollbesuche in den Praxen gibt es nicht. Aber mit
der Patientenbefragung ist es eines der wenigen Qualitätsprojekte, das eine
Ergebnisqualität berücksichtigt.

Auch das DAZ-Projekt gibt eine freiwillige Verlängerung der vertragszahn-
ärztlichen Gewährleistungsfristen für Füllungen und Zahnersatz vor sowie
eine Verpflichtung zu einer überdurchschnittlichen Fortbildung. 60 Praxen
beteiligten sich von 2004 bis 2007 an dem »Projekt Qualitätssicherung«,
doch bis 2013 sank die Zahl um mehr als die Hälfte auf nur noch 26. Diese
bekamen aber in der Patientenbefragung durchgängig gute Noten. Jeweils
gut 1000 Fragebögen aus den Jahren 2009, 2011 und 2013 wurden wissenschaftlich ausgewertet. Jeder Patient konnte auf acht Seiten nicht nur Praxisteam, Zahnarzt und Äußerlichkeiten bewerten, sondern auch mögliche

Anzeichen von Hygienemängeln, die Haltbarkeit des Zahnersatzes und der Füllungen, den Stellenwert der Prophylaxe in der Praxis, die Gründlichkeit der Untersuchung sowie die Vermittlung von Diagnose, Therapiemöglichkeiten und Kosten. Und ob er den Eindruck hatte, gegen seine Überzeugung zu einer Behandlung überredet worden zu sein.

»Wir suchen nicht den Spitzenzahnarzt. Wir brauchen eine befriedigende Versorgung, vor allem für Kassenpatienten«, sagt die DAZ-Vorsitzende Celina Schätze. Zudem wolle man Patienten aufklären, »damit sie ein Bewusstsein dafür bekommen, was Qualität ausmacht«. DAZ-Praxen sehen sich als Gegenmodell in Zeiten einer Kommerzialisierung der Medizin und eines Gewinnoptimierungsdenkens bei vielen Kollegen. Auch deshalb müssen teilnehmende Zahnärzte die Abrechnungsbestimmungen einhalten, den Patienten beim Einholen einer Zweitmeinung unterstützen, die Behandlung auf das erforderliche Maß beschränken und Marketingstrategien unterlassen, die nur einen künstlichen Behandlungsbedarf wecken. Ein idealistischer Ansatz? Angesichts mancher prunkvoll ausgestatteten Praxen dürfte es sicher ein steiniger Weg sein.

Fazit

Wer den Weg gegen die breite Mehrheit geht, muss in der Zahnmedizin sehr dicke Bretter bohren. Keines der beschriebenen Modelle konnte sich bislang durchsetzen, sie sind kleine Farbtupfer in der Zahnheilkunde. Patienten müssen solche Angebote mühsam suchen und wegen der Vielzahl von Titeln und Zusammenschlüssen auch mühsam identifizieren.

Mit Ignoranz und Ablehnung, so erinnern sich beteiligte Zahnärzte, reagierte die Standesführung auf Qualitätsforderungen. Die fast reflexartige Gegenwehr des Berufsstandes gegen neue Ideen ist bedenklich – schließlich haben die Zahnärzte die genannten Initiativen nur gestartet, weil nach ihrer Ansicht von oben zu wenig getan wurde. Mittlerweile ist in der Standesführung ein Sinneswandel zu beobachten. Die Bedeutung von Qualität wird nicht mehr infrage gestellt. Aber auch erst, sagen die Kritiker, als man an dem Thema nicht mehr vorbeikam. Die Zahnärzte, die als Querdenker mit eigenen Vorschlägen auftraten, haben nicht vergessen, dass sie keinen Dank erhielten, sondern oft Kritik, Beschimpfungen oder gar Gerichtsverfahren. Dabei wollten sie das Ansehen der Zahnärzteschaft in der Öffentlichkeit verbessern. Qualitätssicherung als eine Art Zukunftssicherung für die Branche. Nur mit geprüfter Qualität, so ihre Idee, habe eine Zahnarztpraxis in Zukunft ein ausreichendes Standing im Wettbewerb.

Missstand 4: Unentdeckte Zahnarztfehler

Vom Gutachten bis zum Zulassungsentzug: Die Waffen des Berufsrechts

So richtig gut in Schuss waren sie nicht, die Zähne von Frau M. Mit nur 37 Jahren hatte sie schon mehrere Füllungen, Wurzelfüllungen, Karies und eine leichte Parodontitis mit teilweisem Knochenabbau. Aber die Behandlung, die sie Anfang 2009 bei einer Zahnärztin vornehmen ließ, machte es eher schlimmer als besser. Neun Kronen und mehrere Brücken bekam die Patientin, es folgten Schmerzen und Beschwerden, eine Brücke war locker. Frau M. reklamierte das in der Praxis. Insgesamt sechsmal suchte sie die Zahnärztin auf, ihrer Meinung nach ohne dass sich etwas gebessert hätte. Nach Ansicht der Zahnärztin war der Zahnersatz in Ordnung. Daraufhin wandte sich die Patientin an ihre gesetzliche Krankenkasse. Diese gab bei einem anderen Zahnarzt, der als Gutachter tätig ist, ein Mängelgutachten in Auftrag und informierte darüber die Zahnärztin.

Solch ein Mängelgutachten ist eine der Kontrollmöglichkeiten in der Zahnmedizin. Viele Patienten wissen das nicht, dabei wurden nach Zahnersatzbehandlungen im Jahr 2012 insgesamt 16.681 Mängelgutachten verfasst. Im Fall von Frau M. bestätigte der Gutachter, dass der Zahnersatz nicht funktionstüchtig war und Mängel zeigte. Und zwar so deutliche Mängel, dass alle Kronen und Brücken neu gefertigt werden müssten. Eine Nachbesserung reiche nicht aus. Mehrere Kronenränder standen nach Ansicht des Gutachters deutlich ab, was zu einer Zahnfleischentzündung geführt hatte. Zwischen zwei Zähnen füllte Kunststoff den Zwischenraum aus, was ebenfalls zu einer Schädigung des Zahnfleisches geführt hatte. Der Zusammenbiss von Ober- und Unterkiefer (sogenannte Okklusion) war unzureichend. Die eine Brücke hatte sich gelöst. Ein Zahn hatte auch noch eine ausgeprägte Karies – was eigentlich vor einer Versorgung mit Zahnersatz behandelt werden muss.

> **Verschiedene Gutachten**
>
> Als Mängelgutachten gilt nach der Definition der Krankenkassen ein Gutachten, das innerhalb der Gewährleistungsfrist des Zahnersatzes erstellt wird, die zwei Jahre ab dem Einsetzen gilt. Planungsgutachten dagegen werden vor dem Beginn einer Behandlung gemacht.

Die Zahnmedizin hat mit diesem Gutachtersystem ein Kontrollsystem, das es in der Medizin so nicht gibt und auch nicht in vielen anderen Ländern der Welt. Neuer Zahnersatz sowie kieferorthopädische und parodontologische Behandlungen müssen mit einem Heil- und Kostenplan beantragt werden – Planungen können also schon vor der Behandlung begutachtet werden (sogenannte Planungsgutachten). Und nach der Behandlung hat ein Patient, so wie Frau M., die Möglichkeit, beim Verdacht auf Mängel kostenlos ein Gutachten zu bekommen (Mängelgutachten). Das ist gut so. Aber das System ist kompliziert und nicht so aussagekräftig, wie man denkt.

Sichern Gutachten die Qualität?

Die Spitzeninstitutionen der Zahnärzteschaft betonen stets, welch eine qualitätssichernde Wirkung dieses Gutachtersystem hat. Das Bewusstsein, jederzeit überprüft werden zu können, bremse schwarze Schafe aus, sagen Bundeszahnärztekammer und Kassenzahnärztliche Bundesvereinigung (KZBV). So wird jede der Antragsleistungen (Zahnersatz, Kieferorthopädie, Parodontologie) vor der Genehmigung von den gesetzlichen Krankenkassen geprüft. Jeder Heil- und Kostenplan, das schreibt das Sozialgesetzbuch vor, wird darauf geprüft, ob die Voraussetzungen für einen Kassenzuschuss erfüllt sind. Allerdings gibt es in der Realität starke Einschränkungen.

Denn wie intensiv der Behandlungsplan geprüft wird, ist unklar. Keine Krankenkasse prüft jeden eingereichten Heil- und Kostenplan auf Herz und Nieren. Dafür sind es viel zu viele. Allein 10,2 Millionen Zahnersatzbehandlungen registrierte die KZBV 2012. Auch wenn das nicht in jedem Fall neuer Zahnersatz war, entstanden aus den Anträgen nur 118.000 Planungsgutachten. Damit wurde etwa jeder hundertste Zahnersatzfall vor der Behandlung begutachtet. Nach welchen Kriterien die Behandlungsanträge geprüft werden und wann aus einer Prüfung eine Begutachtung wird, das bestimmen die Krankenkassen. Sie verweisen darauf, es werde geprüft, ob die Planung schlüssig ist, ob die Befunde zu der geplanten Versorgung passen und ob die Kosten korrekt angesetzt sind. Mehr machen sie nicht öffentlich.

Patientenberater gehen davon aus, dass vor allem die Höhe der Kosten für die Kassen ein Prüfkriterium ist. Damit wäre das wirtschaftliche Interesse der Kassen wichtiger als die medizinische Notwendigkeit der Behandlung. »Heil- und Kostenpläne werden nicht grundsätzlich und nicht stichprobenartig auf die Korrektheit der Planung geprüft«, sagt Gregor Bornes von der Unabhängigen Patientenberatung Deutschland (UPD). »Entscheidend für die Kassen ist die Frage, ob und in welcher Höhe der Festzuschuss gezahlt wird.« Damit ergebe die Prüfung der Heil- und Kostenpläne keinen repräsentativen Überblick über die medizinische Qualität der Behandlungspläne.

Verschiedene Statistiken

Insgesamt 257.000 Gutachten gab es 2012 in der Zahnmedizin, davon waren mehr als 200.000 Planungsgutachten, die wiederum in mehr als 50 Prozent neuen Zahnersatz betrafen. Die Zahlen speisen sich jedoch aus zwei verschiedenen Statistiken: Gut 216.000 der 257.000 Gutachten listet die Statistik der Kassenzahnärztlichen Bundesvereinigung (KZBV) auf, 40.500 weitere die Statistik des Medizinischen Dienstes der Krankenversicherung (MDK). Weil nur der MDK Behandlungsfehlergutachten erstellt, sind beide Statistiken nicht ganz deckungsgleich.

Alle oder wenigstens möglichst viele Behandlungspläne zu begutachten wäre
natürlich aus Gründen der Ausgabenkontrolle und des Patientenschutzes
wünschenswert, ist aber nicht realistisch. Jede Kasse muss Nutzen und Aufwand kalkulieren, Gutachten kosten Geld und binden Personal. Unterliegt die
Kasse, muss sie zudem die Kosten tragen. Patientenberater wie Gregor Bornes
von der UPD sind überzeugt, dass vor allem hohe Behandlungskosten bei einem Heil- und Kostenplan ein Gutachten auslösen. »Planungsgutachten dienen vor allem der wirtschaftlichen Kontrolle bei hohen Kosten und werden
nicht systematisch eingesetzt, um die Qualität der Planungen zu überprüfen.«

Auch Vertreter von Krankenkassen bezweifeln den qualitätssichernden
Beitrag des Gutachterverfahrens. Der einzelne Gutachter setze sich natürlich mit dem medizinischen Sinn einer Planung auseinander, sagt Günther
Gabe vom BKK-Bundesverband, aber die wirtschaftliche Kontrolle der
kostentreibenden Planungen stelle sicherlich einen Schwerpunkt der Auswahlkriterien dar. Deshalb ermöglichen die Ergebnisse der Gutachterver-
fahren keinen Überblick über die Gesamtheit der Planungen. Das zu ändern ist Ziel von Verhandlungen zwischen Zahnärzten und Krankenkassen
im obersten Gremium der Selbstverwaltung, im Gemeinsamen Bundesausschuss. Gedacht ist an Qualitätssicherungsmaßnahmen, die über eine
stichprobenartige Prüfung grundsätzlichere Aussagen zulassen würden.
Ein Erfolg ist wegen der vielschichtigen und komplizierten Verfahrenswege
und Zuständigkeiten allerdings fraglich.

Studie in Bayern: Einmal alle Anträge überprüft

Systematisch überprüft wird die Qualität der zahnmedizinischen Behandlungspläne so gut wie nie. Der Medizinische Dienst der Krankenversicherung in Bayern (MDK) hat das 2002 einmal gemacht. In einer Region
wurden alle beantragten Behandlungen einer Krankenkasse im Bereich
Parodontologie begutachtet. Die Erhebung sollte die Frage beantworten,
ob sich die Befund- und Planungsqualität der niedergelassenen Zahnärzte
verändert und wie gut die Planungsqualität in der Parodontologie generell
ist. 668 Behandlungspläne wurden begutachtet, 370 davon wurden bean-
standet – eine Quote von 55 Prozent.

Gründe für eine Beanstandung waren zum Beispiel so tiefe Zahnfleischtaschen und so starke Lockerungen, dass die Aussicht, die Zähne erhalten zu können, gering war. Oder nicht erkannte Entzündungen an der Wurzelspitze oder Wurzelreste im Kiefer, die auf jeden Fall vor einer Parodontitistherapie behandelt bzw. entfernt werden müssen. »Die Studie weist auf deutliche Planungsmängel hin«, sagt Harald Strippel, Fachgebietsleiter Zahnmedizinische Versorgung beim Medizinischen Dienst des Spitzenverbandes Bund der Krankenkassen (MDS). Diagnostik und Therapie seien teilweise wie Kraut und Rüben durcheinandergegangen. Und diese Defizite sind trotz des Gutachtersystems vorhanden. Ein stärkerer Begutachtungsdruck kann in Bereichen mit vermuteten Planungsmängeln eine sinnvolle Methode sein, um Fehlplanungen und Fehlversorgungen einzuschränken.

Zwar können spezialisierte Zahnärzte auch deutlich gelockerte Zähne erhalten, die nach den Behandlungsrichtlinien gezogen werden sollten. Solche Erfolge sind aber nur mit großem Aufwand und gemeinsam mit motivierten Patienten zu erzielen. Für Zahnärzte sei es viel einfacher, kritisieren MDK und MDS, Parodontologie als »Mitnahmeposition« bei nicht so schwer erkrankten Patienten auszunutzen und dann doch irgendwann die meisten behandelten Zähne zu ziehen. Es gebe einige Behandler, die die Parodontologie bei vielen Patienten wohl als bessere Zahnreinigung anwendeten. Deshalb habe sich 2002 der MDK Bayern genau dieses Begutachtungsfeld herausgegriffen. Gerade hier existiere eine deutliche Übertherapie, wenn gar nicht behandlungsbedürftige Zähne behandelt werden. Aus diesem Grund führten auch die Kassenzahnärztlichen Vereinigungen (KZVen) in Hessen, Nordrhein und im Saarland für diesen Behandlungsbereich eine Vorbegutachtung ein.

Die Menge der eingereichten Planungen ging während der Studie des MDK in Bayern um deutliche 49 Prozent zurück. Bei einer der drei KZVen betrug der Rückgang 13,4 Prozent – das zeigt eine gewisse Beliebigkeit der zahnärztlichen Therapieentscheidungen. Gleichzeitig konnte der MDK feststellen, dass sich während der laufenden Studie die Qualität der Anträge besserte. Wurden im ersten Begutachtungsquartal nur 33 Prozent der Anträge befürwortet, stieg sie im dritten Quartal auf 56 Prozent, im vierten Quartal waren es 50 Prozent. Schlussfolgerung des MDK Bayern: Die Zahnärzte machten die Vorbehandlungen sorgfältiger und reichten zweifelhafte Planungen vermutlich nicht mehr ein.

Insgesamt gab es 2012 bundesweit im Vorfeld von Parodontalbehandlungen bei 980.000 Behandlungsfällen 15.800 Planungsgutachten. Die Begutachtungsquote lag damit laut KZBV-Statistik bei nur 1,6 Prozent. Die Quote der nicht befürworteten Planungen in den Bereichen Zahnersatz, Parodontalbehandlung und Kieferorthopädie lag 2012 laut KZBV bundesweit bei jeweils rund 20 Prozent. Damit ist etwa jede fünfte begutachtete Zahnarztplanung nicht in Ordnung. Bei den Mängelgutachten fällt die Quote noch ungünstiger aus: Bei knapp 16.700 Mängelgutachten, die die KZV-Gutachter 2012 für gefertigten und eingesetzten Zahnersatz erstellten, wurde in rund zwei Dritteln der Fälle tatsächlich ein Mangel festgestellt. Ähnliche Werte gibt es in der Statistik des Medizinischen Dienstes der Krankenversicherung (MDK).

Doch bislang lassen solche Zahlen keine Rückschlüsse auf die Qualität zahnmedizinischer Arbeit insgesamt zu. Zum einen, weil keine Vollbegutachtung erfolgt wie bei der Studie in Bayern. Der Anteil gutachterlich beanstandeter Therapien liegt im Verhältnis zu den Millionen Behandlungen im Promillebereich. Zum anderen, weil die Begutachtung nicht statistisch aussagekräftig stichprobenartig ist. Zwar kann man festhalten, dass etwa 50 bis 60 Prozent der zur Begutachtung vorgelegten zahnmedizinischen Behandlungspläne nicht oder nur mit Einschränkungen befürwortet werden. Das führt dazu, dass der behandelnde Zahnarzt häufig seine Planung danach verbessert oder notwendige Vorbehandlungen durchführt. »Das ist schon ein wichtiger qualitätssteigernder Effekt für den Versicherten«, sagt Harald Strippel. Aber aus der Zahl der negativ ausfallenden Gutachten lässt sich nicht ableiten, ob ein ähnlicher Anteil der Gesamtbehandlungen schlecht wäre.

Auch bei Gutachten gibt es eine zweite Instanz

Der Fall von Frau M. war mit dem Mängelgutachten nicht gelöst. Denn die Zahnärztin war mit dem Ergebnis des Gutachtens nicht einverstanden. Jede Seite kann sich gegen das erste Gutachten aussprechen. Je nach Kassenart kommt dann ein Obergutachter ins Spiel (bei Ersatzkassen wie Barmer GEK, Techniker oder DAK) oder, soweit es sich um Zahnersatz handelt, bei Versicherten von Primärkassen wie AOK oder BKKen ein Gremium mit dem schönen Titel »Prothetik-Einigungsausschuss«. Auch dafür gibt es natürlich eine Abkürzung: PEA. Dieser Ausschuss ist paritätisch besetzt aus Vertretern der Kassen und der Kassenzahnärztlichen Vereinigung. Der behandelnde Zahnarzt wird zur Verhandlung vor den Ausschuss geladen.

Schnell geht es in der Regel nicht. So war es auch bei Frau M. Das Verfahren zog sich über Monate hin, der Ausschuss musste wegen der etwas verworrenen Lage zweimal tagen. Die Zahnärztin hatte nicht alle Unterlagen vorgelegt und manche Leistungen erbracht, aber nicht abgerechnet, andere wiederum abgerechnet, aber nicht erbracht. Erst Anfang 2011, als ein weiteres Gremium die Meinung des Ausschusses bestätigte, kam die Sache voran. Frau M. litt schon zwei Jahre unter dem mangelhaften Zahnersatz. Diesmal war die Zahnärztin einsichtig. Sie zeigte sich laut Protokoll entsetzt und gab der Kommission recht, dass es sich um gravierende Mängel handelte, die nur durch eine Neuanfertigung zu beheben seien.

Für die Zahnärztin im Fall M. ging der Fall glimpflich aus. Konsequenzen gab es nur finanzielle. Aus Patientensicht herrscht hier allerdings ein Ungleichgewicht: Die Krankenkasse fordert vom Zahnarzt ihren Festzuschuss zurück. Wer als Patient jedoch den Eigenanteil zurückfordern will, muss den Zahnarzt auf dem zivilrechtlichen Weg verklagen, falls er nicht, wie Frau M., den eigenen Rechnungsanteil (1.800 Euro) zu großen Teilen einbehalten hat. Dass die gesetzliche Kasse nach der Mängelbegutachtung den gezahlten Festzuschuss zurückbekommt, die Patientin den Eigenanteil aber nicht, sei »nicht einzusehen«, kritisiert Gregor Bornes. »Ein Zivilprozess ist für Patienten eine hohe Hürde. Dazu kommt, dass die Mängelgutachten vor Gericht meist nicht verwertbar sind, sie werden sogar absichtlich so geschrieben.«

Behandlungsfehlergutachten: Die mediale Hitliste

Behandlungsfehler, manchmal auch »Kunstfehler« genannt, sind ein häufig
geäußerter Vorwurf gegen Ärzte und Zahnärzte. Die Kassenzahnärztliche
Bundesvereinigung führt den Begriff nicht in ihrer Statistik. Nur der MDK
erstellt Behandlungsfehlergutachten, mit deren Präsentation er jedes Jahr eine
beachtliche Medienresonanz auslöst. Allerdings geben sie gar keine Auskunft
über die tatsächliche Komplikationshäufigkeit. Denn die absoluten Zahlen
sind klein. Die Tabellen des Medizinischen Dienstes sehen aus wie eine »Top-
Ten-Liste«, aber die Menge der Behandlungsfehler ist im Verhältnis zur Ge-
samtzahl der Behandlungen niedrig. Bei etwa 7,3 Millionen Wurzelkanalbehandlungen durch Kassenzahnärzte im Jahr 2012 haben ganze 152 bestätigte
Behandlungsfehler in diesem Bereich eine geringe Aussagekraft, auch wenn
sie damit in der Tabelle der zehn häufigsten »Operationen und Prozeduren«
mit bestätigten Behandlungsfehlern ganz oben stehen. Und so argumentiert
die Bundeszahnärztekammer, das Risiko eines Behandlungsfehlers sei beispielsweise bei Hüft- oder Kniegelenksersatz 38-mal höher als bei den Zahn-
wurzelbehandlungen. Denn bei den Hüftgelenksprothesen kamen 145 bestätigte Behandlungsfehlervorwürfe auf nur rund 200.000 Operationen.

Behandlungsfehler

Ein Behandlungsfehler liegt vor, wenn ein Arzt oder Zahnarzt nicht
nach den Regeln der ärztlichen Kunst (»lege artis«) bzw. nicht nach
medizinischem Standard gehandelt und gegen gesicherte medizinische Erkenntnisse verstoßen hat. Es ist allerdings kein Behandlungsfehler, wenn nach einer Behandlung kein Erfolg eintritt. Denn ein
Eingriff in einen lebenden Organismus kann immer unberechen-
bare Entwicklungen nach sich ziehen. Die objektive Beweislast für
einen Behandlungsfehler liegt beim Patienten. Er muss auch bewei-
sen, dass der Behandlungsfehler einen Schaden verursacht hat. Nur
wenn auf diesen Fehler ein konkreter Schaden zurückzuführen ist,
haftet der Arzt.

Zwar gehört die Zahnmedizin neben Orthopädie, Chirurgie und Gynäko-
logie zu den Fachgebieten, in denen die meisten Vorwürfe erhoben werden,

aber in welchem Fach wirklich die meisten Behandlungsfehler auftreten, ist völlig unbekannt. Es ist also von einer hohen Dunkelziffer auszugehen. Deshalb fordert der MDK eine zentrale Sammelstelle. Ein bundesweites Behandlungsfehlerregister gibt es bislang nicht. Dass tatsächlich Defizite existieren, zeigte aber Mitte 2013 der erste Jahresbericht »Monitor Patientenberatung« der Unabhängigen Patientenberatung UPD. Denn Anfragen zu Zahngesundheit und zahnmedizinischer Behandlung waren hier ein Schwerpunktthema. Von 14.500 Patientenbeschwerden betrafen mehr als 5.100 Fälle den Zahnarzt. In den Gesprächen ging es neben Fragen zu Behandlungsfehlern und Patientenrechten vor allem um die Kosten der zahnärztlichen Versorgung. Schon 2010 betraf jede dritte bei der UPD eingegangene Beschwerde einen Zahnarzt.

Wie gut sind die Gutachter?

Ja oder nein, Daumen hoch oder Daumen runter: Gutachter entscheiden darüber, ob Therapiepläne akzeptabel und Behandlungen richtig ausgeführt sind. Das Urteil, wichtig für Patient und Zahnarzt gleichermaßen, hängt also an der Person des Gutachters. Vor allem ein Richter ist ohne Gutachter faktisch hilflos. Deshalb ist nicht nur die Frage wichtig, wie gut die Qualität der zahnärztlichen Arbeit ist, sondern auch die Frage, wie gut die Gutachter sind. Und da gibt es durchaus unterschiedliche Ansichten.

Die Standesspitze betont natürlich, das Gutachterwesen sei »gut aufgestellt«, »seit Jahren qualitätsgesichert etabliert« und genieße »großes Vertrauen«. Beteiligte aus dem System selbst kritisieren dagegen die durchaus schwankende Qualität der Gutachten und somit der Gutachter. Aus Ärztesicht gelten MDK-Gutachter teilweise als kassenfreundlich, aus Kassensicht gelten Vertragsgutachter teilweise als ärztefreundlich. Es gibt durchaus Spannungen zwischen den Institutionen. Der Medizinische Dienst der Krankenkassen betont, die Kassen selbst hätten keinen Einfluss auf die Wahl der MDK-Gutachter – weist aber dezent darauf hin, MDK-Gutachter seien »von den wirtschaftlichen Interessen der Zahnärzte unabhängig«. Die andere Seite, die Interessenvertretung der Kassenzahnärzte, verweist wiederum gerne darauf, die MDK-Gutachter seien dort fest angestellt, also weniger unabhängig als die Vertragsgutachter, die nämlich einvernehmlich bestellt werden, das heißt, beide Seiten, Kassen und Zahnarztvertreter, müssen zustimmen. Das aber sei gar nicht so einvernehmlich, argumentiert wiederum der MDK, denn Vertragsgutachter würden von den Kassenzahnärztlichen Vereinigungen vorgeschlagen und könnten von der Gegenseite nur bei schwerwiegenden Bedenken abgelehnt werden. Ein Hin und Her, das Patienten ratlos zurücklässt.

Offiziell gilt natürlich, dass individuelle Auffassungen des Gutachters bei dessen Arbeit keine Rolle spielen dürfen – maßgeblich sind die »anerkannten Regeln der Zahnheilkunde«. Objektivität geht vor Standessolidarität. Und natürlich gibt es Auswahlkriterien für Gutachter. Zahnärzte, die sich für diese Aufgabe bewerben, müssen über eine besondere Fachkompetenz und eine ausgewiesene Behandlungserfahrung verfügen. Sie müssen eine kontinuierliche Fortbildung nachweisen, auf aktuellem wissenschaftlichen Stand sein und dürfen berufsrechtlich nicht negativ aufgefallen sein. Sie müssen sachkundig, objektiv und unabhängig sein.

Aber kann man deshalb sagen, dass nur gute Zahnärzte zum Gutachter bestellt werden? Ein Beispiel aus Berlin zeigt, wie berechtigt die Frage ist. Dort soll es nach Krankenkassenerfahrung bei begutachteten Kieferorthopädieplanungen zu einer direkten Einflussnahme auf die Gutachter gekommen sein. Weil die Honorare für Kieferorthopäden 2005 abgesenkt wurden, sollten die Gutachter möglichst wenige Planungen ablehnen. Auch andere Insider berichten von einer Einflussnahme auf Gutachter, etwa vonseiten der Kassenzahnärztlichen Vereinigung, besser nicht zu patientenfreundlich zu sein. Teilweise, so Kritiker, würden Planungen auch »durchgewunken«, um Kollegen nicht zu nahe zu treten, auch wenn der Gutachter die Therapie kritisch beurteilt hat. Gutachter selbst werden bei den Zahnärzten nach Ansicht von Insidern zudem selten selbst durch Gutachten überprüft. Sie gelten quasi als »heilige Kuh«. Einige Zahnärzte kritisieren, manche Kollegen würden Gutachter, um ihre eigene Arbeit vor negativen Gutachten zu schützen.

Wenn man erfahre, welcher Gutachter bestellt wurde, wisse man oft vorher schon, wie der Fall ausgehe, sagen Zahnärzte und Medizinrechtsanwälte aus Erfahrung. In der Realität kann ein Fall also von dem einen Gutachter so gewertet werden und vom nächsten Gutachter genau entgegengesetzt. Die Antikorruptionsorganisation Transparency International Deutschland warnt schon seit Jahren, dass auch medizinische Sachverständige – nichts anderes sind Gutachter – befangen sein können. Auch sie haben eigene Behandlungspräferenzen entwickelt, möglicherweise Firmenfortbildungen absolviert, vielleicht sogar Beraterverträge angenommen. Interessenkonflikte sind auch in der Zahnmedizin nicht ungewöhnlich. Mit Implantaten, Knochenersatzmaterialien oder digitalen Praxisgeräten verdient die Industrie viel Geld, es kann sich also lohnen, Experten auf der »Payroll« zu haben.

Und der Patient? Der ahnt von all diesen Umständen in der Regel nichts. Er verlässt sich auf seinen Zahnarzt. Manche Patienten sind sogar misstrauisch, wenn ein Heil- und Kostenplan begutachtet wird, weil sie dann fürchten, dass die Kasse den geplanten Zahnersatz nicht bezahlen will. Denn wer sich in einer Zahnarztpraxis zu einer bestimmten Lösung durchgerungen hat, ist meist erleichtert, wenn seine Krankenkasse den HKP, wie Zahnärzte abgekürzt sagen, genehmigt, die Behandlung beginnen kann und man als Patient seinen Zuschuss erhält.

Die Waffen des Berufsrechts

Eigentlich sind Zahnärzte schon eng in ein Kontrollsystem eingeschnürt, teilweise enger, als die Medizin es kennt. Da ist die Pflicht, alle Maßnahmen zu dokumentieren und viele Leistungen vor einer Umsetzung zu beantragen. Da ist die Möglichkeit für Patienten, ein Mängelgutachten zu bekommen oder ein Behandlungsfehlergutachten. Zudem verfügt die Zahnärzteschaft über interne Sanktionsmöglichkeiten. Das sind zum Beispiel Disziplinarverfahren, die einem Zahnarzt sowohl bei der Zahnärztekammer als auch bei der Kassenzahnärztlichen Vereinigung drohen können. Die Kammern schreiten ein bei Verstößen gegen die Berufsordnung oder die Werberegelung, die Kassenzahnärztlichen Vereinigungen (KZVen) bei falschen Abrechnungen, einer dauerhaft unwirtschaftlichen Behandlungsweise oder bei einer privaten Abrechnung von Kassenleistungen. Verhängt werden kann ein Verweis, eine Geldbuße bis zu 10.000 Euro oder maximal das Ruhen der Kassenzulassung bis zu zwei Jahre.

Grundsätzlich prüfen die Kassenzahnärztlichen Vereinigungen die Abrechnungen der bei ihnen gemeldeten Zahnärzte. Bei formalen oder inhaltlichen Auffälligkeiten muss der Zahnarzt Unterlagen vorlegen. Verstöße gegen Abrechnungsvorschriften werden geahndet, die KZV kann bis zu vier Jahre lang Honorare kürzen und zurückfordern. Bei vorsätzlichen oder grob fahrlässigen Abrechnungsfehlern kann die KZV sogar vom Gesamthonorar Kürzungen vornehmen statt nur von der betreffenden Abrechnungsposition. Prozesse um solche Kürzungen zwischen Zahnärzten und Kassenzahnärztlichen Vereinigungen gehen oft zugunsten der KZV aus. Das, sagt Gregor Bornes von der Unabhängigen Patientenberatung Deutschland (UPD), »ist eine Art der Qualitätssicherung«. Nur: Eine öffentliche Statistik darüber gibt es nicht. Die einzelnen KZVen sind nicht verpflichtet, ihre Daten an die Kassenzahnärztliche Bundesvereinigung weiterzugeben. Damit bleiben Zahlen unter Verschluss, die konkrete Defizite zeigen würden.

Verstößt ein Zahnarzt gegen Behandlungsrichtlinien, ist das nicht automatisch ein Behandlungsfehler. Aber in einem Gerichtsverfahren würden Richter und Gutachter den betreffenden Zahnarzt an diesen Richtlinien messen. Verstößt ein Zahnarzt wiederholt gegen die Regeln seines Berufsstandes, erweist er sich als unwürdig, diesen Beruf auszuüben. Das stärkste Mittel gegen schwarze Schafe ist der Entzug der Zulassung oder der Entzug der Approbation. Aber wie die nun folgenden Fälle zeigen, ist die schärfste Waffe nicht selten ein stumpfes Schwert.

Zulassung ist nicht gleich Approbation

Die Approbation ist die Erlaubnis zur Berufstätigkeit in einem akademischen Heilberuf. Sie wird von der jeweiligen Aufsichtsbehörde der Bundesländer erteilt, also vom Gesundheitsministerium oder von der Bezirksregierung. Die Zulassung dagegen berechtigt dazu, gesetzlich Versicherte zu behandeln, und muss bei der Kassenzahnärztlichen Vereinigung beantragt werden. Da allerdings 90 Prozent der Menschen in Deutschland gesetzlich krankenversichert sind, kommt auch der Zulassungsentzug einem Berufsverbot gleich.

Approbation entzogen – trotzdem operiert

Ein Tag im August des Jahres 2000 änderte ihr Leben. Der Tag, an dem ein Kieferchirurg ihr unter Narkose Implantate in den Unterkiefer setzen wollte. Marga E., Bundestagsabgeordnete der SPD, war damals 55, und die Operation hätte sie fast umgebracht. Es kam zu einem lebensgefährlichen Zwischenfall. Die Politikerin erlitt einen Hirninfarkt und einen Magenriss, vermutlich weil der Beatmungsschlauch statt in die Luftröhre in die Speiseröhre eingeführt wurde. Marga E. fiel ins Koma. Als sie erwachte, musste sie sich mühsam ins Leben zurückkämpfen. Sprechen, gehen, schreiben – alles musste sie neu lernen. Was sie nicht wusste: Der Kieferchirurg Dr. S. hätte sie gar nicht behandeln dürfen. Denn fast zeitgleich entzog ihm die Bezirksregierung wegen einer Fehlerhäufung bei seiner Arbeit die Approbation und damit die Erlaubnis, als Arzt zu arbeiten.

Besonders solche drastischen Fälle mit regelrecht krimineller Energie bringen Zahnärztekammern in der öffentlichen Wahrnehmung in Bedrängnis. Denn Patienten erwarten ein schnelles und konsequentes Durchgreifen. Meist wird dann nach der Kammer gerufen. Die könnte so manches tun, aber eben gerade nicht das letzte Mittel anwenden: Selbst wenn sie es wollte, könnte eine Zahnärztekammer einem Zahnarzt wie Dr. S. nicht die Approbation entziehen. Das kann nur ein Gericht oder die Landesbehörde, die die Approbation verliehen hat – und zwar unabhängig von den Sanktionsmöglichkeiten der zahnärztlichen Selbstverwaltung. So beantragte die Zahnärztekammer Sachsen-Anhalt schon 2008 beim Landesverwaltungsamt als Approbationsbehörde, dem Zahnarzt Thorsten S. (»Doktor Zahnlos«) die Berufserlaubnis zu entziehen. S. hatte einem 18-Jährigen 20 Zähne in einer Sitzung gezogen. 2011 wurde das umgesetzt, aber Thorsten S. legte Widerspruch ein. Erst seit Juni 2013 ist die Entscheidung rechtskräftig.

Derzeit wird in der Bundeszahnärztekammer diskutiert, zukünftig den Kammern die Erteilung und den Entzug der Approbation zu übertragen. Denn die Zahnärztekammern der Länder sind laut Heilberufsgesetzgebung für die Überwachung des Berufsrechts verantwortlich, weshalb ihnen die allgemeine Öffentlichkeit auch diese Aufgabe zuschreibe, argumentiert die Bundeszahnärztekammer. Dafür müsste allerdings die Heilberufsgesetzgebung der Länder geändert werden. Und wie oft die Kammern dieses Mittel anwenden würden, wenn sie könnten, ist nicht klar. Denn eines würde sich vermutlich nicht ändern: Wenn gegen einen Zahnarzt auch strafrechtlich ermittelt wird, steht die berufsrechtliche Ahndung in der Regel zurück.

Das macht Betroffene oft zornig, weil es das Bild einer untätigen Standesvertretung vermittelt. In einem »Diagnostikzentrum für Implantologie und Gesichtsästhetik« in Hannover etwa wurden auch Ende 2013 noch Patienten behandelt, obwohl Polizei und Staatsanwaltschaft gegen den Leiter bereits seit Jahren ermitteln. Es geht um Abrechnungsbetrug, medizinisch nicht indizierte Untersuchungen und eventuell um Nötigung. Mehr als 120 Patienten, die sich geschädigt fühlen, haben sich in der »Patienteninitiative Hannover« zusammengeschlossen – damit ist der Fall des Dr. L. vermutlich einer der größten Zahnarztskandale in Deutschland. Eine ähnliche Häufung von Vorwürfen und Verfahren von Patienten, die unzufrieden sind, sich getäuscht und falsch behandelt fühlen und unter den Folgen leiden, gab es bislang wohl nirgendwo.

Die Zahnärztekammer Niedersachsen gibt zu, dass es unpassend erscheine, wenn der Zahnarzt weiter praktizieren dürfe. Aber das Berufsrecht sei eben deutlich schwächer als die ordentliche Gerichtsbarkeit, sagt Kammerpräsident Michael Sereny. Die Kammer könne zwar Zeugen vernehmen, nicht aber Durchsuchungen vornehmen und Beweise sicherstellen. »Daher ruhen Berufsgerichtsverfahren auch, solange sich ordentliche Gerichte der Sache angenommen haben.« Die betroffenen Patienten sind damit unzufrieden, auch wenn die Landeszahnärztekammer die Polizei und die Staatsanwaltschaft aktiv unterstützt. Denn die Patienteninitiative machte die Kammer wiederholt darauf aufmerksam, dass Dr. L. mit seiner Selbstdarstellung gegen die Berufsordnung verstoße. Das könne die Kammer unabhängig von den Straftatbeständen Abrechnungsbetrug und Körperverletzung verfolgen, sagt Daniel Albersmeyer von der Initiative. Die Kammer dagegen teilte mit, man wolle den Ausgang der Strafverfahren abwarten und erst danach entscheiden, »inwieweit berufsrechtliche Verfahren einzuleiten sind«, da sie nachrangig seien. Nur: Damit kann L. weiter ausufernd für sich werben. Die Zahnärztekammer und auch Teile der Gerichtsbarkeit seien »eine herbe Enttäuschung«, sagt Albersmeyer, schließlich habe die Kammer ihr Mitglied Dr. L. schon seit 2006 wegen eines Titelmissbrauchs auf dem Radar. »Wir erwarten wenigstens, dass die Kammer ihren Job macht.«

Das heikle Mittel des Berufsverbots

»Warum nur zwei Jahre Berufsverbot?«, fragte ein Leser im Internet nach dem Urteil eines Landgerichts in Sachsen-Anhalt gegen einen Zahnarzt, der 2010 einer Patientin elf Zähne gezogen hatte und 2005 einem Patienten 20 – ohne ausreichenden Befund und ohne Zustimmung der Patienten. So nachvollziehbar die Empörung in manchen Fällen ist, so schwierig ist dieses Rechtsmittel in der Praxis. Das Mittel ist heikel, denn auch ein Zahnarzt, der im Verdacht steht, medizinische Verfehlungen oder Abrechnungsbetrug begangen zu haben, genießt den Schutz des Rechtsstaates. Und da es für einen betroffenen Zahnarzt um die berufliche Existenz geht, kann er das Recht nutzen, solche Entscheidungen anzufechten, weshalb am Ende meist ein Sozialgericht entscheidet. Und bis zu einer endgültigen juristischen Klärung kann er vermutlich weiter praktizieren, weil rechtliche Folgen nicht greifen dürfen, solange ein Urteil nicht rechtskräftig ist.

Für Patienten schwer begreiflich ist die teilweise sehr lange Dauer der Verfahren. Vom Antrag auf Approbationsentzug bis zur rechtskräftigen Entscheidung vergingen im Fall Sachsen-Anhalt fünf Jahre, obwohl der Zahnarzt schon 2006 auffiel – er führte zu Unrecht seinen Doktortitel. Das Verfahren dauerte damit viel länger, als das Berufsverbot gilt. Das ist nämlich zunächst auf zwei Jahre befristet. Die Patientin, der nun elf Zähne fehlen, obwohl laut Landgericht jedenfalls bei fünf Zähnen keine medizinische Notwendigkeit bestand, sie zu ziehen, erhielt ein Schmerzensgeld von der Versicherung. Ob sie auch Geld von S. erhält, ist fraglich. Der ehemalige Zahnarzt hat Insolvenz angemeldet. Der Wuppertaler Kieferchirurg Dr. S., der Marga E. im August 2000 operierte, hatte in früheren Prozessen bereits eine Geldbuße in sechsstelliger Höhe wegen Abrechnungsbetrugs zahlen müssen. 1997 war ein Patient nach einer Narkose gestorben. Eine Schuld hatte der Kieferchirurg stets bestritten und Urteile immer wieder angefochten. 2008 wurde S. zu drei Jahren Haft wegen Körperverletzung verurteilt. Rechtskräftig wurde es erst im Juli 2009, als der Bundesgerichtshof die Revision des Mund-, Kiefer- und Gesichtschirurgen zurückwies. Auch gegen den Entzug der Approbation klagte Dr. S. – allerdings vergeblich.

Der Rechtsstreit endete bitter für die betroffenen Patienten. Weil das Verfahren so lange dauerte und Dr. S. bereits 18 Monate in Untersuchungshaft gesessen hatte, musste er nach dem Urteil des Bundesgerichtshofes nicht mehr ins Gefängnis. Und weil sich auch das Zivilverfahren bis zum Bundesgerichtshof hinzog, gab es ebenso lange für die Patienten keine Entschädigung. Zwar verurteilte das Gericht Dr. S. rechtskräftig dazu, den Geschädigten Schadenersatz zu zahlen. Doch bis 2013 hatten sie nur einen Anspruch, aber kein Geld. Denn eine erfolgreiche Zwangsvollstreckung bei Dr. S. gab es nicht.

Frau Doktor Horror aus Köln

Bitter verlief aus Patientensicht auch der Fall Gisa P. Die Zahnärztin hatte Ende der Neunzigerjahre in Köln vermutlich bei rund 70 Patienten so miserabel an Zähnen herumgebohrt und geschliffen und unzählige Kronen unnötig und so schlecht gesetzt, dass die Zahnreste darunter teilweise verfaulten. Mehrfach wurde sie wegen fahrlässiger Körperverletzung verurteilt und mehrfach musste sie Geldstrafen, Schadensersatz und Schmerzensgeld bezahlen, teils in fünfstelliger Höhe. Trotzdem konnte sie weiterarbeiten. Ihre Patienten sollten sich »nicht so anstellen«, sagte Gisa P., die in Köln als »Frau Dr. Horror« bekannt war.

Mithilfe des »Gesundheitsladens Köln« informierten die Betroffenen die Zahnärztekammer, die Krankenkassen und den Regierungspräsidenten. Sogar eine Demonstration von geschädigten Patienten vor der Praxis gab es (»Frau Dr. Horror darf nie wieder praktizieren«) und eine »Interessengemeinschaft ehemaliger P-Patienten«, kurz IgePP. Selten wurden die Aufsichtsbehörden so offensiv informiert, und trotzdem passierte so gut wie nichts.

Ende 2000 gab Gisa P. selbst ihre Zulassung zurück. Sie sprach von einer Hetzkampagne. Dann zog sie nach Hamburg – und bekam dort eine neue

Zulassung. Erst ein Jahr später prüfte die dortige Kassenzahnärztliche Vereinigung einen Entzug der Zulassung – angeblich waren die Unterlagen aus Köln vorher nicht vollständig. Auch in Hamburg schädigte die Zahnärztin Patienten. Nur weil auch hier wieder Verbraucherschützer und Patientenvertreter nachbohrten, schaltete sich die Gesundheitsbehörde der Stadt ein. Tatsächlich wurde gegen Gisa P. Anfang 2002 der Entzug der Approbation angeordnet. P. wehrte sich, gab die Zulassung dann aber 2003 selbst zurück. Dann zog sie nach Magdeburg, also in das dritte Bundesland. Die dortige Zahnärztekammer erfuhr erst durch Presseanfragen von P.s Vorgeschichte. Sogar dort konnte sie zunächst wieder als Zahnärztin arbeiten. Auch dort waren die Unterlagen unvollständig. Jahre später verkündete sie, sie wolle nun nicht mehr als Zahnärztin arbeiten, sondern Hausfrau sein.

Die Standesvertreter betonen, solch eine Informationsverschleppung sei heute nicht mehr denkbar. Das kann man nur hoffen. Das Schlupfloch, das der Kieferchirurg Dr. S. fand, existiert immer noch: Der Mann, der Marga E. operierte, in Fernsehshows auftrat und nicht nur Implantate setzte, sondern auch Fett absaugte und Brüste vergrößerte, musste nur einige Kilometer umziehen. In Belgien, kurz hinter der deutschen Grenze, konnte er wieder als Arzt arbeiten. »Ein Chirurg narrt die Behörden«, schrieb der Spiegel im März 2001. Offenbar versuchte die Bezirksregierung Düsseldorf mehrfach, die belgischen Kollegen zu einem Handeln zu bewegen – zuletzt sogar über das Bundesgesundheitsministerium und die Europäische Union, damit ihm auch seine belgische Approbation entzogen wird. Doch damit arbeitet er laut Bezirksregierung nach wie vor.

Fazit: Ein stumpfes Schwert?

Gisa P. in Köln und Dr. L. in Hannover – mehr als zehn Jahre liegen zwischen diesen Fällen. Es hat sich also offensichtlich nicht genug geändert in dieser Zeit. Immer wieder sei viel Druck nötig, bis die Standesorganisationen ihre Möglichkeiten gegen schwarze Schafe ankurbeln. Das kritisieren nicht nur Patientenvertreter, sondern auch Zahnärzte. Ob Fehler bei Behandlungen oder Abrechnungen offiziell ans Licht kommen, kann vom Zufall abhängen – obwohl Missetäter unter den Zahnärzten meist bereits über längere Zeit bei Kollegen und Kassen bekannt sind. Instrumente gibt es, doch das System ist intransparent – nicht nur durch seine Komplexität, sondern auch, weil an wichtigen Stellen aussagekräftige Daten fehlen. Wie viele Gutachten geschrieben werden, ist bekannt. Aber trotz aller Tabellen lassen die jährlichen Statistiken keinen Rückschluss auf die Arbeitsqualität der Zahnärzte zu. Wie oft gegen Zahnärzte ein Disziplinarverfahren eingeleitet wird, wird nicht zentral erfasst. Wie oft Zahnärzten die Zulassung entzogen wird, als Kassenzahnarzt zu arbeiten, oder die Approbation, wird ebenso nicht zentral erfasst. Noch nicht einmal innerhalb einer Landeszahnärztekammer werden Beobachtungen etwa von Gutachtern über gehäufte Auffälligkeiten bestimmter Praxen gesammelt.

Das Ausmaß der Qualitätsmängel in der Zahnmedizin wird so bewusst verschleiert. Man kann durchaus Zweifel haben, ob die Standesführung energisch genug gegen schwarze Schafe vorgeht. Auch wenn eine Zahnärztekammer nicht befugt ist, einem Zahnarzt die Zulassung oder die Approbation zu entziehen, auch wenn sich die Dauer von Gerichtsverfahren nicht standesrechtlich beeinflussen lässt – ein paar Dinge müssten doch möglich sein:

Erstens: eine Vereinheitlichung der Gutachtenstatistiken von MDK, Kammern und Kassenzahnärztlichen Vereinigungen.

Zweitens: mit der Statistik nicht nur Zahlen sammeln, sondern auch Ursachenforschung betreiben. Bislang werden die Gründe, warum eine Planung abgelehnt wird, nicht erfasst und die Faktoren, die eine Begutachtung auslösen, nicht kommuniziert.

Drittens: eine zentrale Erfassung der verhängten Disziplinarstrafen. Die stärkste Waffe des Berufsstandes sollte keine Blackbox sein. Insgesamt fehlt bislang ein Indiz für das mögliche Ausmaß von schlechter Qualität. Und ein offensiver Nachweis, dass es sich bei den Problembären wirklich um Einzelfälle handelt, wie es die Zahnärzteschaft immer betont.

Tipps für Patienten

Unabhängige Beratungen bieten die Verbraucherzentralen und die Unabhängige Patientenberatung Deutschland (UPD) an, zudem die Stiftung Warentest mit ihren Büchern und Heften sowie die Arbeitsgemeinschaft Zahngesundheit in Heidelberg.

Patienten können sich auch bei ihrer Krankenkasse informieren und bei den regionalen Beratungsstellen der Zahnärzteschaft selbst. Auskunft bekommt man dort bei medizinischen oder rechtlichen Problemen und bei Fragen zur Gebührenordnung. Zu finden sind diese Beratungsstellen bei den Landeszahnärztekammern oder bei den Kassenzahnärztlichen Vereinigungen.

Im Konfliktfall können Betroffene sich ebenfalls bei den Patientenberatungsstellen informieren oder sich an ihre Krankenkasse wenden. Bei einem vermuteten Behandlungsfehler ist die Krankenkasse mit dem 2013 in Kraft getretenen Patientenrechtegesetz verpflichtet, ihre Versicherten bei der Aufklärung eines Behandlungsfehlervorwurfes und dem Durchsetzen eventuell daraus entstehender Schadenersatzansprüche zu unterstützen. Zuvor war das eine Kannregelung. Die Krankenkasse entscheidet, ob sie ein Gutachten in Auftrag gibt. Für den Versicherten ist das kostenlos. Privatgutachten, die Patienten selbstständig, in der Regel zusammen mit einem Anwalt, in Auftrag geben, müssen dagegen selbst bezahlt werden und können mehrere Hundert Euro kosten.

Die Zahnärztekammern verfügen zudem über Schlichtungsstellen, die kostenlos zwischen Zahnarzt und Patient vermitteln. Über diesen Weg kann in vielen Fällen ein Gerichtsstreit vermieden werden.

Missstand 5: Kostenrisiko für den Patienten

Kommerzialisierung der Zahnmedizin

Seine Rechnungen waren horrend, und wo das Geld hinfloss, war kein Geheimnis: Die Villa, die sich Zahnarzt Dr. H. in Regensburg bauen ließ, soll mehrere Millionen Euro gekostet haben. Ein Swimmingpool, dazu mehrere Sportwagen in der Garage – Dr. H., der als »Horror-Zahnarzt« durch die örtlichen Medien ging, erfüllt das Klischee, dass Zahnärzte sich einen luxuriösen Lebensstil erbohren können. Teilweise sollten die Patienten mehr als 20.000 Euro bezahlen. Ein Grund: Der Regensburger Zahnarzt machte Eingriffe unter Vollnarkose und dann gleich einiges auf einmal, etwa Wurzelkanalfüllungen an gleich vier oder auch an acht Zähnen in einer Sitzung. Und das machte er offenbar schlecht: Nach Angaben des Amtsgerichts Regensburg erfolgten die Sanierungsmaßnahmen nicht lege artis – also nicht nach den Regeln der zahnärztlichen Kunst, was wiederum aufwendige Folgebehandlungen noch sich zog.

Im Sommer 2013 verhängte das Amtsgericht wegen fahrlässiger Körperverletzung in sechs Fällen einen Strafbefehl über ein Jahr Haft auf Bewährung und 1.500 Euro Geldstrafe. Ein Verfahren wegen Abrechnungsbetruges wurde eingestellt. Denn 2012 ließ sich der Zahnarzt selbst in die Psychiatrie einweisen. Ein Gutachter bestätigte, der Zahnmediziner habe eine Psychose und den Überblick über seine Abrechnungen verloren. Die Regensburger Rechtsanwältin Alexandra Glufke-Böhm legte gegen die Verfahrenseinstellung Rechtsmittel ein. »Das Gutachten geht von Vorsatz aus, und die Erkrankung wurde nicht überprüft. Der Mann wusste genau, was er tat.« Zudem meldete Dr. H. Insolvenz an – für betroffene Patienten, die in Zivilverfahren Geld zurückfordern, ein Rückschlag, da die Forderungen dann kaum realisiert werden können. »Die wirklichen Opfer«, kritisiert Glufke-Böhm, »werden nochmals bestraft.« Seine Kassenzulassung gab H. selbst zurück. Damit sei er einem Zulassungsentzug zuvorgekommen, sagt die Kassenzahnärztliche Vereinigung Bayern.

Wurzelkanalfüllungen gehören zu den eher gefürchteten Behandlungen beim Zahnarzt, und ihre Erfolgsquote ist seit Jahren nicht zufriedenstellend, obwohl die technischen Voraussetzungen für die Behandlung der bakteriellen Entzündung in dem filigranen Kanalgeflecht so gut sind wie nie zuvor. Eine Vollnarkose braucht man dafür in der Regel nicht, aber teuer kann es werden. Auch wenn es selten so schlimm endet wie für die genannten Patienten des Regensburger Zahnarztes, ist die Wurzelkanalbehandlung ein Beispiel für das Thema »Kostenrisiko«. Gut 400 Euro, je nach Region aber auch gut 2.000 Euro kann eine Wurzelkanalbehandlung auf neuestem technischen Niveau kosten – für einen Zahn wohlgemerkt. Als Kassenleistung abgerechnet, bekommt der Zahnarzt nur rund 270 Euro. Für viele Zahnärzte ist das klar unterbezahlt. Die Gebührenordnung für die gesetzliche Kassenleistung (»Einheitlicher Bewertungsmaßstab für zahnärztliche Leistungen«, kurz BEMA) enthält eben nur die Basisbehandlung und zum Beispiel keine elektrometrische Längenbestimmung des Wurzelkanals. Dass sie solche Extras außervertraglich in Anspruch nehmen, müssen Patienten unterschreiben. Denn eigentlich herrscht im BEMA ein Zuzahlungsverbot – außer in der Füllungstherapie und im Zahnersatz (sogenannte Mehrkostenregelung).

Ob Wurzelkanalbehandlungen als Kassenleistung ordentlich zu machen sind, darüber debattiert die Zahnärzteschaft. Tatsächlich brauche man »viel innere Festigkeit«, um hochwertige Behandlungen ohne Zuzahlungen leisten zu können, sagt selbst Celina Schätze, Vorsitzende des Deutschen Arbeitskreises für Zahnheilkunde (DAZ), der sich ausdrücklich für Mäßigung und Kassenleistungen einsetzt. Die Hightechheilkunde dürfe aber nicht dazu führen, dass die Kassenleistung dann gar nicht mehr angeboten oder schlecht gemacht wird. Bei einem Patienten, dem die Kosten für eine elektrometrische Längenbestimmung zu hoch waren, habe ein Zahnarzt dann noch nicht einmal eine Messaufnahme gemacht, die Kassenleistung ist, sagt Schätze. Folge: Die Kanäle waren zu kurz gefüllt, die Arbeit musste erneuert werden.

Die Kassenleistung: Das Aschenputtel der Zahnheilkunde

Die Kassenleistung hat einen schlechten Ruf, und zwar bei Zahnärzten und bei Patienten. Wem dann in der Praxis gesagt wird, die Kassenfüllungen für Frontzähne bestünden aus »minderwertigem Kunststoff, der höchstens ein paar Monate« halte, für ein paar Hundert Euro mehr bekomme man aber lichtgehärtete Füllungen aus »richtiger Keramik« – der wird das glauben. Und überrascht sein, dass auch eine Kassenfüllung an Schneidezähnen aus geschichtetem, lichtgehärteten Kunststoff besteht und überdies mit einer Gewährleistung von zwei Jahren ausgestattet ist. Der Fantasie seien offenbar »keine Grenzen gesetzt, wenn es um die Generierung von Zuzahlungen zu Kassenleistungen geht«, sagt Gabriele Bucerius. Weit häufiger aber noch höre sie, dass Kassenleistungen verweigert oder als völlig indiskutabel dargestellt werden. Die Münchener Zahnärztin ist nebenberuflich als Beratungszahnärztin bei einem »Gesundheitstelefon« eines Dienstleisters für Krankenversicherungen tätig und klärt immer wieder erstaunte Versicherte über die Kassenleistung auf. Brücken, Vollprothesen, Teilprothesen – »viele denken, das macht man nicht mehr«. Dass Zahnersatz bei den Frontzähnen im Oberkiefer ohne wesentliche optische Einschränkungen mit der Regelversorgung gut möglich ist, »gehört zu den bestgehüteten Geheimnissen unserer Branche«, kritisiert die Zahnärztin. Immer wieder bekommt sie zu hören, dass manche Zahnärzte Kassenleistungen als kostenpflichtige Behandlungen verkaufen. Ein Zahnarzt habe für eine Fissurenversiegelung 20 Euro zusätzlich verlangt – pro Backenzahn. Grund: Das Kind habe »zu viele Fissuren«. Ein anderer erledigte zum Kassensatz nur die Säuberung und Füllung eines halben Wurzelkanals, für die andere Hälfte würden 100 Euro zusätzlich fällig – pro Kanal. Dass Zahnärzte Zuzahlungen fordern für Fissurenversiegelungen, sei gar nicht so selten, sagt Gabriele Bucerius. Oft werden sie mit »besserem Kunststoff« begründet. Aber auch das sei nicht nötig.

Verpflichtung zu Sachleistungen

Kassenzahnärzte sind verpflichtet, Kassenleistungen anzubieten (eigentlich »Sachleistungen« genannt). Im Sozialgesetzbuch und in der Zulassungsverordnung für Vertragszahnärzte ist festgelegt, dass die Versorgung der gesetzlich Versicherten »ausreichend, zweckmäßig und wirtschaftlich« sein muss und das Maß des Notwendigen nicht überschreiten darf. Ob das eingehalten wird, müssen die Kassenzahnärztlichen Vereinigungen überwachen. Wenn die Kasse etwas nicht bezahlt, liegt das nicht an einer Verweigerungshaltung der Kasse, sondern daran, dass es nicht den Richtlinien entspricht, die für alle gesetzlichen Kassen gelten, oder dass dafür (bislang) kein Wirksamkeits- oder Nutzennachweis vorliegt.

Offiziell aber wird das Thema nicht diskutiert. Als die Fraktion Die Linke im Bundestag Anfang 2013 wissen wollte, ob zuzahlungsfreie Sachleistungen immer seltener angeboten würden, antwortete die Bundesregierung, darüber gebe es keine Daten und Belege. Das hält der Deutsche Arbeitskreis für Zahnheilkunde (DAZ) für absurd und stützt sich auf vielfältige Erfahrungen von Zahnärzten. »Teilweise wird den Patienten das so vermittelt, als gäbe es zwischen Prophylaxe und Implantat keine Versorgung«, sagt die Vorsitzende Celina Schätze. Und von Disziplinarmaßnahmen wegen Überbehandlungen oder verweigerten Sachleistungen sei nichts bekannt.

Tatsächlich gibt es Zahnärzte, die kümmert es in ihrer Planung überhaupt nicht, welchen finanziellen Umfang ein Patient finanzieren kann. Das bestätigen auch die Patientenberatungsstellen. Wie häufig Sachleistungen verweigert oder mit Zusatzleistungen angereichert werden, wissen weder die Krankenkassen noch die Kassenzahnärztlichen Vereinigungen. Die Kassen beklagen zwar den steigenden Anteil der Privatleistungen für die Versicherten, profitieren aber finanziell, wenn weniger Kassenleistungen abgerechnet werden. Dass man keine belastbaren Zahlen habe, liege auch daran, dass keine Seite Interesse habe, diese zu erheben, beklagt der DAZ. Es könne aber nicht angehen, dass wichtige Leistungen »still und heimlich aus dem Praxisalltag verschwinden« und dass ein politisch beschlossenes Leistungsangebot »allmählich nur noch auf dem Papier« bestehe.

Basisversorgung und Festzuschuss

In Deutschland ist die Kassenleistung als Basisversorgung wissenschaftlich abgesichert. Kassenleistung heißt jedoch nicht kostenfrei. Die gesetzlichen Krankenkassen bezahlen seit 2005 einen festen Zuschuss. Der liegt bei 50 Prozent der Durchschnittskosten für eine Regelversorgung, also der Lösung, die als Standardbehandlung definiert wurde. Diese Pauschale ist bei jeder Krankenkasse gleich hoch und wird jährlich neu festgelegt. Wer mehr möchte, bekommt den Festzuschuss auch (etwa für ein Implantat statt für eine Brücke), muss aber die höhere Differenz alleine tragen. Selbst wenn der Patient sich für die Standardversorgung entscheidet, muss er die Hälfte der Kosten selbst bezahlen. Ausnahme: Bei Geringverdienern zahlt die Kasse für die Regelversorgung beim Zahnersatz den doppelten Festzuschuss (sogenannte Härtefallregelung), um die Kosten zu decken. Im Übrigen erhöht sich der Krankenkassenzuschuss mit einem Bonusheft.

Der Trend: Mehr selbst bezahlen

Einen Zahnarzt zu finden, der ganz ehrlich zur Kassenleistung rät, ist für Patienten heute schwer geworden. Aber selbst die Zahnärzte, die sich bewusst zu einer Mäßigung verpflichten, geben zu bedenken, dass es heutzutage kaum noch möglich sei, nur mit Kassenleistungen eine Praxis zu finanzieren. Vermutlich gibt es nicht viele, die das ausprobieren, denn die Einkommensquellen der Zahnärzte haben sich deutlich verändert. Bis vor einigen Jahren verdienten Zahnärzte den größten Teil ihres Einkommens mit Kassenleistungen, also mit der Abrechnung der Zahnbehandlung über die gesetzlichen Krankenkassen. Privatpatienten waren lediglich ein Zubrot. Heute stammt teilweise schon mehr als die Hälfte des Einkommens aus Selbstzahlerleistungen des Patienten und aus Rechnungen an Privatpatienten.

Damit ist der Wettbewerb um den finanzkräftigen Patienten bei den Zahnärzten angekommen, die Kommerzialisierung des Berufsstandes ist längst da. Hier ist eine Grauzone entstanden und nebenbei eine wunderbare Einnahmequelle für Zahnärzte. Deshalb fordert zum Beispiel die DAZ-Vorsitzende Celina Schätze mehr Aufklärung: »Wir brauchen eine regelrechte Propaganda für eine bodenständige Versorgung.«

Krankenkassen bestätigen den Trend zu mehr Selbstzahlerleistungen in der Zahnmedizin. Um 18 Prozent seien bei ihren Versicherten die Eigenleistungen für neuen Zahnersatz von 2005 bis 2009 gestiegen, rechnete die Barmer GEK in ihrem »Zahnreport« 2013 vor. Damit, so Deutschlands größte gesetzliche Krankenkasse, sei der privat zu zahlende Eigenanteil stärker gestiegen als die Gesamtkosten, konkret im Schnitt von 614 Euro im Jahr 2005 auf 725 Euro im Jahr 2009. Die Durchschnittskosten für neuen Zahnersatz lagen 2009 bei Versicherten der Barmer bei 1.382 Euro pro Betroffenem. Davon zahlten die Patienten mehr als die Hälfte selbst, nämlich 56 Prozent. Ein Wert, der im allgemeinen Kassenschnitt übrigens ganz ähnlich ausfällt. Insgesamt aber stieg der Eigenanteil von 2005 bis 2009, also innerhalb von vier Jahren, nur von 55 auf diese 56 Prozent.

Das Problem ist die Dunkelziffer. Eine unbekannte Zahl von Fällen wird komplett privat finanziert und so von den gesetzlichen Kassen gar nicht erfasst. Und auch wer eine Regelversorgung bei neuem Zahnersatz bekommt – laut Barmer Zahnreport sind das 70,5 Prozent der Zähne –, kann für Extras privat zugezahlt haben – bei Diagnostik, Material oder auch für eine Vollnarkose auf Wunsch. Auch eine Commerzbank-Marktanalyse der Zahnarztbranche sieht »einen klaren Trend hin zur privaten Finanzierung«. Der Anteil der gesetzlichen Krankenversicherung (GKV) an der Finanzierung der zahnmedizinischen Versorgung gehe zurück: 1995 habe er bei 65 Prozent gelegen, 2009 nur noch bei 57 Prozent. Dagegen sei der Anteil der privaten Haushalte als Selbstzahler von 15 auf 20 Prozent gestiegen.

Der GKV-Spitzenverband als Interessenvertretung der gesetzlichen Krankenkassen hatte bereits vor einigen Jahren untersucht, wie sich der 2005 eingeführte Festzuschuss auswirkt, und kam zu dem Ergebnis, mehr als 60 Prozent der Zahnersatzleistungen würden mit den Versicherten über die private Gebührenordnung für Zahnärzte (GOZ) abgerechnet. Der Verband der Ersatzkassen (vdek) stellte fest, dass 2009 sogar 76 Prozent aller Zahnersatzleistungen privat abgerechnet wurden.

Die Kassenzahnärztliche Bundesvereinigung (KZBV) als Gegenspieler der Krankenkassen sieht das freilich anders. »Fast unverändert« sei der Eigenanteil der gesetzlich versicherten Patienten an den Gesamtkosten der Zahnersatzbehandlung, sagte Jürgen Fedderwitz vom KZBV-Vorstand nach der Vorstellung des Barmer Zahnreports. Eine finanzielle Überforderung der Patienten könne man nicht feststellen. Selbst wenn der Eigenanteil steigen sollte, zeige das nicht überhöhte Preise, sondern den Wunsch nach einer höherwertigen Versorgung mit mehr Ästhetik und Komfort. Das wäre allerdings nur richtig, wenn Leistungen, die über die Regelversorgung hinausgehen, wirklich nur der Ästhetik und dem Komfort dienten. Nicht selten wird die Zuzahlung aber als grundsätzlich besser oder alternativlos dargestellt.

Und gerade in diesem Bereich herrscht keine Transparenz. Der gesamte Privatzahlerbereich wird nicht erfasst. Wie oft werden Zusatzleistungen bei Füllungen, bei Kronen, bei Zahnspangen verkauft? Man weiß es nicht. Wie oft und für welchen Preis wird in Deutschland im Jahr eine professionelle Zahnreinigung gemacht? Man weiß es nicht. Das wachsende Abrechnungsgeschehen im privatzahnärztlichen Bereich liegt also weitgehend im Dunkeln. Nur einen kleinen Einblick gibt es, aber das ist erst ein zarter Anfang. Die drei zentralen Einrichtungen der Zahnmedizin begannen 1997, eine Statistik für Abrechnungen nach der privaten Gebührenordnung für Zahnärzte (GOZ) aufzubauen. Das Projekt von Bundeszahnärztekammer, Kassenzahnärztlicher Bundesvereinigung und Institut der Deutschen Zahnärzte ist allerdings freiwillig. Im Jahr 2012 waren es gut 500 Zahnärzte, die sich bereiterklärt haben, für die GOZ-Analyse ihre Daten zur Verfügung zu stellen. Der Weg zu einem wirklichen Überblick ist damit noch lang, denn es gibt in Deutschland 68.500 behandelnde Zahnärzte, davon 54.000 Praxisinhaber. 2012 wurden gut 133.000 Privatrechnungen aus dem Jahr 2011 auf Multiplikator (also Steigerungsfaktor) und Abrechnungsposition ausgewertet. Ergebnis: Drei Viertel aller privat abgerechneten Leistungen wurden maximal mit dem durchschnittlichen Steigerungssatz von 2,3 berechnet. Aber freiwillig melden werden sich vermutlich eher die Zahnärzte, die sauber abrechnen.

Keine Kontrolle bei den Privatleistungen

Die gesetzlichen Krankenkassen bekommen nicht zu sehen, was der Patient als Zusatzleistung selbst bezahlt. Sie erhalten zwar vor der Behandlung mit dem Heil- und Kostenplan eine Kostenschätzung für den Kassenanteil und den privaten Anteil. Nach der Behandlung erhält die Kasse aber keine Informationen über die tatsächlich abgerechneten privaten Leistungen. Das kann sie nur überprüfen, wenn ein Patient sich von selbst meldet. Das heißt: Hier wird nur hingeschaut, wenn etwas richtig schiefgelaufen ist.

Die Rechnung teurer zu machen als nötig, das bekomme man schon hin, sagt Celina Schätze. Möglich wird das vor allem durch die Gebührenordnung, die Spielräume und Steigerungssätze bietet. Manche Zahnärzte berechnen das Achtfache des Gebührensatzes – Begründung: die hohe Schwierigkeit und die Qualität ihrer Arbeit. Dann wird die Gebühr des einfachen Satzes mit acht multipliziert. Manche gehen in allen Positionen nur bis zur zustimmungsfreien Obergrenze, tragen dafür aber seitenweise Positionen ein. Der Sachbearbeiter einer Krankenkasse wird darüber verzweifeln, weil er die Legitimität so vieler kleiner Positionen kaum prüfen kann. Als die gesetzlichen Krankenkassen 2012 forderten, auch den Teil der Rechnung kontrollieren zu wollen, den der Kassenpatient quasi im Status eines Privatpatienten alleine bezahlt, gab es deshalb viel Medienresonanz. Man wolle »endlich Transparenz bei den Zahnarztrechnungen«, hieß es im Positionspapier des GKV-Spitzenverbandes zur zahnmedizinischen Versorgung. Das System lasse die Versicherten mit der privaten Rechnung für den Zahnersatz alleine, bemängelte die GKV. Ein Patient könne nicht beurteilen, ob eine Rechnung etwa für eine neue Zahnkrone wirklich richtig und angemessen sei. Die Kassen kritisieren, dass sie den Festzuschuss bezahlen, aber die tatsächliche Rechnung, die der Patient für den privaten Anteil erhält, nicht zu sehen bekommen. Es könne nicht sein, dass die Kassenleistung zunehmend nur zur Bezuschussung von privaten Leistungen diene, auf deren Kosten und Qualität die Kassen keinen Einfluss hätten. Spitze der Forderungen: Im Fall einer anteiligen Kostenübernahme in Verträgen mit Zahnärzten wolle man Höchstsätze für Leistungen nach der privaten Gebührenordnung aushandeln und den GOZ-Faktor »auf einen für GKV-Versicherte angemessenen Wert« festlegen.

Doch so einfach ist das nicht. Im komplizierten Gesundheitswesen werden nur Kassenleistungen im obersten Gremium der Selbstverwaltung zwischen Kassen und Zahnärzten ausgehandelt. Für privatzahnärztliche Leistungen ist der Gesetzgeber zuständig. Eine Änderung müsste also eine politische Mehrheit im Parlament finden. Manche Zahnarztvertreter nahmen den Vorstoß deshalb gar nicht recht ernst und sahen in dem Positionspapier eher einen medialen Schachzug. Niemals hätten die Kassen ein echtes Interesse, wirklich alle privaten Kostenanteile zu überprüfen, hieß es. Manche Krankenkassen bieten zwar ihren Versicherten den individuellen Service, den privaten Rechnungsanteil zu überprüfen, aber grundsätzlich ist diese Rechnung Teil einer direkten Vertragsbeziehung zwischen Zahnarzt und Patient. Immerhin aber, sagt der GKV-Spitzenverband, müsse endlich einmal die vorgeschriebene Überprüfung der Regelversorgung angepackt werden. Laut Sozialgesetzbuch sollen Inhalt und Umfang der Regelversorgung bei Zahnersatz in geeigneten Zeitabständen überprüft und an die zahnmedizinische Entwicklung angepasst werden. Das dauere viel zu lange.

Zusatzleistungen: Ist das, was wir privat bezahlen, gut geprüft?

Die Frage, ob die privat zu zahlenden Zusatzleistungen beim Zahnarzt medizinische Vorteile haben, ist ganz entscheidend. Aber geklärt ist sie nicht. Um sie zu beantworten, braucht man zum einen Studien, und zwar gute Studien mit einem hochwertigen Konzept und einer langen Laufzeit von mehreren Jahren. Und man braucht den Mut, aus dem Ergebnis Konsequenzen zu ziehen. Denn falls solche Studien Hinweise für Vorteile der Zusatzleistungen ergäben, müssten die gesetzlichen Krankenkassen sich fragen lassen, warum sie diese nicht bezahlen.

Genau in dieses Wespennest hatte die Bundestagsfraktion der Linken gestochen mit einer sogenannten Kleinen Anfrage an die Bundesregierung. Im April 2013 wollten mehrere Bundestagsabgeordnete wissen, ob es über die zahnmedizinischen Regelleistungen der GKV hinaus Leistungen gebe, »die evident einen medizinischen Zusatznutzen gegenüber der Regelversorgung besitzen«. Und folgerichtig schloss sich die Frage an: »Wenn die Bundesregierung Leistungen mit einem erwiesenen Zusatznutzen benennen kann, warum sind die benannten Leistungen nicht Bestandteil des gesetzlichen Leistungskatalogs?«

Das Bundesgesundheitsministerium drückte sich um eine konkrete Antwort. Die Bewertung des medizinischen Nutzens von zahnärztlichen Leistungen obliege dem Gemeinsamen Bundesausschuss und sei »nicht Aufgabe der Bundesregierung«. In diesem Gremium handeln Vertreter der Ärzteschaft, Zahnärzteschaft, Krankenkassen und Krankenhäuser in Selbstverwaltung Richtlinien für die medizinische Versorgung aus. Die Politik kann sich aus diesen politisch heiklen Themen weitgehend heraushalten und darauf verweisen, die Richtlinien für die Versorgung würden im Gemeinsamen Bundesausschuss ständig überprüft und neue wissenschaftliche Erkenntnisse dort beraten. Damit gehe man davon aus, »dass die Versorgung ausreichend gesichert« sei. Das ist unbefriedigend, denn damit ist die Frage nicht beantwortet. Und schon seit dem Gutachten des Sachverständigenrates zur Begutachtung der Entwicklung im Gesundheitswesen im Jahr 2000/01 steht im Raum, dass vor allem bei privaten Zusatzleistungen die Studienlage oft ungenügend ist und es teilweise sogar Hinweise auf negative Effekte gibt.

Nicht verbindlich: Der Heil- und Kostenplan

Wenn Sie Zahnersatz benötigen, füllt Ihr Zahnarzt ein Formular aus, das fast jeder Patient kennt, aber kaum keiner versteht: den Heil- und Kostenplan. Auf diesem Formular wird dokumentiert, welche Behandlung geplant ist und welche Kosten voraussichtlich entstehen. Wenn etwas, das man in kleinen oder großen Teilen selbst bezahlen muss, so kompliziert ist, beschleicht viele Patienten ein ungutes Gefühl. Ein Heil- und Kostenplan beim Zahnarzt gehört zu den undurchschaubaren Dingen im Leben. Auf dem mehrseitigen Dokument stehen viele Tabellen, Abkürzungen und Zahlen. In der Spalte B bei Zahn 46 etwa »ww«. In der Spalte R darunter vielleicht »K«. Dann kommt noch die Spalte TP, da steht dann vielleicht »KM«. Ein Beispiel der Verbraucherzentrale Niedersachsen – es bedeutet Folgendes: Ein Backenzahn unten rechts ist »erhaltungswürdig mit weitgehender Zerstörung« (ww). Das ist der Befund (B). Die Regelversorgung

(R) sieht eine Krone (K) vor. Patient und Zahnarzt haben sich aber auf eine
abweichende Therapieplanung (TP) geeinigt, nämlich auf eine zahnfarbe-
ne, also vollkeramische oder keramisch verblendete Krone (KM). Mit den
zweistelligen Zahlen sind die Zähne durchnummeriert, und zwar nach
Quadrant (erste Ziffer) und Verlauf von innen nach außen (zweite Ziffer).
Der betreffende Backenzahn hat also die Nummer »vier sechs«. Die vorde-
ren Schneidezähne haben die Nummern »eins eins«, »zwei eins« oder »drei
eins« oder »vier eins«.

Der Heil- und Kostenplan

In einem Heil- und Kostenplan (HKP) sind die Kosten aufgeführt,
die voraussichtlich entstehen. Er ist also nicht verbindlich, sondern
ist nach den Bestimmungen des Bürgerlichen Gesetzbuches grundsätzlich nur eine unverbindliche Berechnung der voraussichtlichen
Kosten. Trotzdem ist der Zahnarzt verpflichtet, das zahnärztliche
Honorar, das für seine Leistungen anfallen wird, so genau wie möglich im Vorhinein aufzuschlüsseln. Die auf dem HKP angegebenen
Kosten für das Honorar dürfen demnach überschritten werden,
allerdings nicht erheblich. Eine Überschreitung von mehr als fünf
Prozent muss der Zahnarzt begründen, bei einer Überschreitung
um 25 Prozent ist eine neue Genehmigung nötig. Tipp: Weil die
Material- und Laborkosten einen großen Teil der Gesamtrechnung
ausmachen, sollten Patient auch auf einem Kostenvoranschlag des
Zahntechnikers bestehen. Enthält die Behandlung private Rech-
nungsanteile nach der GOZ, ist der Zahnarzt dazu sogar verpflichtet,
sobald die Kosten insgesamt voraussichtlich über 1.000 Euro liegen.

Finanziell ist ein Heil- und Kostenplan keine Preisgarantie. Denn zum einen sind die Kosten für Zahnersatz (Krone, Brücke etc.) nicht fix, sondern abhängig von vielen Faktoren, die sich im Einzelfall ergeben. Mate-
rial- und Laborkosten etwa werden vor der Behandlung geschätzt. Und
der Steigerungsfaktor, den Zahnärzte bei Leistungen nach der privaten
Gebührenordnung je nach Schwierigkeitsgrad berechnen können, wird
nicht im Heil- und Kostenplan aufgeführt. »Patienten sind damit völlig
überfordert«, sagt Gregor Bornes von der UPD. Auch der Medizinische

Dienst der Krankenversicherung (MDK) übt Kritik: Es sei möglich, dass die zahnärztlichen Praxen bei der Zahnersatzplanung »ihren Kompetenzvorsprung zu Ungunsten des Versicherten geltend machen«. Deshalb raten Verbraucherschützer zu einer ausführlichen Beratung, auch über die Behandlungsalternativen, und bei Bedarf zu einer Zweitmeinung. Auf dem Behandlungsstuhl sollten Patienten »erst Platz nehmen, wenn sämtliche Kostenfragen geklärt sind«.

Heilen, aber auch Gewinn machen

Ärzte und Zahnärzte sind Heiler und Unternehmer zugleich. Das ist ein Interessenkonflikt, denn die Medizin ist laut Selbstverständnis eben gerade kein Gewerbe. So steht es im Gesetz über die Ausübung der Zahnheilkunde. Bedeuten steigende Kosten für die Patienten also steigende Einnahmen für die Zahnärzte? Im Durchschnitt verdient ein Zahnarzt (verheiratet, zwei Kinder) rund 5.400 Euro netto im Monat, umgerechnet auf 13 Monatsgehälter. Auch wenn die Informationen über Arzt- und Zahnarzthonorare gerne gezielt veröffentlicht und für Neiddebatten benutzt werden, auch wenn es Durchschnittswerte sind – etwa die Hälfte der Zahnärzte verdient mehr, die andere Hälfte weniger –, damit gehören die »Zahnheilkundigen« zur gehobenen Gehaltsklasse. Aber ein Zahnarzt, der eine Praxis gründet, in teure Geräte investiert, Personal beschäftigt und Miete bezahlt, muss denken wie ein Unternehmer. Und Unternehmer müssen Umsatz machen. Heute ist eine Praxisgründung keine Garantie mehr für beste finanzielle Aussichten. Die gesetzlichen Rahmenbedingungen ändern sich häufig, der Wettbewerb unter den Zahnärzten ist gestiegen.

Trotzdem ist die Kommerzialisierung der Zahnheilkunde für das Verhältnis zwischen Zahnarzt und Patient ein echtes Problem. Die üppige Erweiterung der Therapiemöglichkeiten sei in erster Linie von der Industrie gepuscht, sagt Roland Ernst, kritischer Zahnarzt aus Niedersachsen. Sie diene meist dazu, das Behandlungsspektrum außerhalb der Kassenleistung zu erweitern. Wenn ein Zahnarzt sich ein teures Gerät anschafft, wird er vielleicht die kostengünstigeren Alternativen nicht mehr anbieten, auch wenn

die gesetzlichen Kassen sie bezahlen. Denn das Gerät muss ja seinen Preis
wieder einfahren. Ein Beispiel dafür ist ein Gerät, das den Entwurf und
das Fräsen von Kronen oder Brücken automatisch und digital übernimmt
(sogenanntes CAD/CAM-Verfahren). Damit ist es lukrativer, Inlays zu verkaufen als Kunststoff- oder gar Amalgamfüllungen. Beim Kauf bekommt
der Zahnarzt übrigens gleich die Berechnung mitgeliefert, wann das Gerät
sich amortisiert.

Dass die Zahnmedizin allen Idealen zum Trotz in der Kommerzialisierung
angekommen ist, zeigt sich auch in den vielen Fortbildungen zu den Themen Marketing, Abrechnungstipps und »Ausschöpfung der GOZ-Reser-
ven«. Auch in Fachzeitschriften steht oft die Zahnarztpraxis als Wirtschafts-
betrieb im Mittelpunkt. Die neuesten Management- und Herstellerideen
müssen aber nicht für eine solide, versorgungsorientierte Zahnheilkunde
stehen. Auch wenn man die wirtschaftlichen Notwendigkeiten der Praxen
nicht ausblenden dürfe, kritisiert der Deutsche Arbeitskreis für Zahnheilkunde (DAZ), könne die Lösung doch nicht darin bestehen, fragwürdige
Leistungen anzubieten, nur weil sie profitabel sind, und wichtige Leistungen einer zahnmedizinischen Grundversorgung nicht mehr zu erbringen,
weil sie nicht genügend abwerfen. Der Freiburger Medizinethiker Giovanni Maio fordert ein Innehalten: Die Zahnmedizin verändere sich derzeit
grundlegend und laufe Gefahr, sich »in eine Richtung zu entwickeln, an
deren Ende nicht mehr das Selbstverständnis der Medizin steht, sondern
das Selbstverständnis des Geschäfts«.

Ethik und Monetik sind schwer zu vereinbaren. »Ein Geschäftsmann hilft
nur, wenn es sich rentiert«, sagt Maio. »Ein Arzt handelt, ohne zu fragen.«
Idealerweise sei das Arzt-Patienten-Verhältnis kein Vertrags-, sondern ein
Vertrauensverhältnis. »Medizin ist eine soziale Praxis im Dienste des Men-
schen. Business ist eine wirtschaftliche Praxis zur Gewinnmaximierung.«
Bei einer weiteren Kommerzialisierung wären aus Sicht von Maio »sowohl
Patienten als auch Ärzte die Verlierer«, weil sie »das zentrale Kapital aufs
Spiel setzten: die Vertrauenswürdigkeit«.

Umsatz und Gründungskosten

Für die Neugründung einer Zahnarztpraxis geht die KZBV von einem Finanzierungsvolumen von 414.000 Euro aus. 2006 waren es 341.000 Euro. Allerdings ist nicht die Neugründung die häufigste Form der zahnärztlichen Existenzgründung, sondern die Übernahme einer bestehenden Praxis, und die ist mit 299.000 Euro günstiger. Die Summe, die ein Zahnarzt pro Stunde umsetzen muss, um seine Kosten zu decken, hängt von Betriebskosten und Fremdlaborkosten ab. Im Durchschnitt geht man von 220 bis 280 Euro pro Behandlungsstunde aus.

Nach herrschender Ansicht wird der Wettbewerb um den Patienten an Schärfe noch zunehmen, vor allem um zahlungskräftige Kunden. Und das bei einer vermutlich gleichbleibend hohen Zahnarztdichte in Deutschland. Noch nie gab es so viele Zahnärzte pro Einwohner wie heute. 1.195 Einwohner pro behandelnd tätigem Zahnarzt waren es 2011 – das ist im europäischen Vergleich überdurchschnittlich. Und das wird laut einer Prognose des Instituts der Deutschen Zahnärzte bis 2030 vermutlich so bleiben, denn an den Hochschulen werden mehr Zahnärzte ausgebildet, als Zahnärzte aus dem Beruf ausscheiden. Seit 2007 gibt es keine Begrenzung der Neuzulassungen mehr – ein Steuerungsinstrument, das bei anderen Arztgruppen durchaus rigide angewendet wird. Um mehr als 20 Prozent ist die Zahl der Zahnärzte in Deutschland seit 1992 gestiegen.

Die Zahl der Einzelpraxen in Deutschland (2011 waren das 36.233 von insgesamt 44.571 Zahnarztpraxen) geht allerdings zurück. Im Trend liegen Gemeinschaftspraxen und die Arbeit als angestellter Zahnarzt, zum Beispiel in Ketten oder Großpraxen, die besonders in Ballungsräumen zu finden sind. Dort gibt es bereits Wochenendöffnungszeiten oder »Servicezeiten« von 7 bis 24 Uhr. Zehn oder gar 40 Zahnärzte arbeiten dann zusammen, teilweise an verschiedenen Standorten. Das mag für manche modern klingen, aber mit persönlicher Betreuung, wie ein Hauszahnarzt sie teilweise jahrzehntelang pflegt, hat das nicht mehr viel zu tun. Zudem gehört viel Tamtam zur Kundenbindung, etwa Termine mit Prominenten oder Erdbeeren zur Wimbledon-Zeit.

5.400 Euro netto im Monat ist das Durchschnittseinkommen

Nach Berechnungen der Kassenzahnärztlichen Bundesvereinigung erzielte ein verheirateter Zahnarzt mit zwei Kindern 2012 im Mittel ein jährliches Nettoeinkommen von gut 70.000 Euro. Umgerechnet auf 13 Monatsgehälter, macht das rund 5.400 Euro netto pro Monat. Bei nur 2.400 Euro liegt dagegen nach einer Modellrechnung des Statistischen Bundesamtes das durchschnittliche monatliche Nettoeinkommen eines (westdeutschen) Arbeitnehmers. Passender allerdings ist ein Vergleich mit einem Beschäftigten in leitender Stellung, und der verdient nach der Modellrechnung 4.165 Euro netto im Monat.

Arztbewertungsportale: Interessenlenkung im Hintergrund

Für das Marketing nutzen viele Ärzte und Zahnärzte das Internet, und zwar auch die anfangs sehr gefürchteten Arztbewertungsportale. Doch hier sind noch sehr viele Fragen offen. Patienten sollten sich nur mit großer Vorsicht auf die Empfehlungen solcher Seiten verlassen, rät Gregor Bornes von der Unabhängigen Patientenberatung UPD. Denn zum einen stehen die kommerziellen Portale nach Ansicht von Patientenberatern nur vordergründig auf der Seite der Patienten. Geld verdienen sie mit den Ärzten, die gegen monatliche Gebühren »Premium«-Einträge erwerben können. Solche Praxen erscheinen dann in einem Anzeigenbereich oberhalb der Trefferliste oder werden innerhalb der Trefferliste farblich hervorgehoben. Die Stiftung Warentest riet deshalb bereits 2011, Nutzer sollten genau darauf achten, »ob sie gerade die Werbung oder die Wertung eines Arztes« sehen. Zum anderen sind die Bewertungen nicht repräsentativ. Und ihr Wahrheitsgehalt kann durchaus fragwürdig sein. Etwa ein Drittel der Bewertungen für Reise- und Hotelanbieter sind nach aktuellen Studienberichten gekauft. Denkbar ist das auch in der Medizin. Beispiel: ein Zahnarzt, von dem sich 130 Betroffene finanziell und teilweise auch gesundheitlich geschädigt fühlen und gegen den seit Jahren ermittelt wird. Er hatte noch 2013 bei einem einzigen Arztbewertungsanbieter fast 2.000 positive Bewertungen. Eine so große Zahl lasse nur den Schluss zu, dass der Zahnarzt oder seine Agentur diese selbst ins Netz gestellt habe, sagt Daniel Albersmeyer von der betroffenen Patienteninitiative. »Wir vermuten eine Mithilfe der jeweiligen Portalbetreiber.« Negative Bewertungen dagegen seien nach kurzer Zeit gelöscht und trotz Beschwerde nicht wieder eingestellt worden.

Zwar entschied 2011 das Oberlandesgericht Frankfurt, dass Ärzte und Zahnärzte grundsätzlich Kritik und Bewertungen, auch anonymer Art, im Internet hinnehmen müssen. Aber wenn der Arzt Einspruch erhebe gegen eine negative Bewertung, werde sie gelöscht, kritisiert Gregor Bornes. Damit sei zwar der Schutz des Arztes vor unberechtigter Kritik und vor einer Art Pranger gewährleistet, aber Patienten könnten nicht mehr nachvollziehen, ob es überhaupt negative Bewertungen gegeben habe. Vor allem ist es ein Geschäft geworden, das Erscheinungsbild von Medizinern im Internet zu optimieren. Es gibt Agenturen, die sich nicht nur um die Praxishomepage, die Facebookseite und um ein einheitliches Praxismarketing kümmern, sondern die auch ein »Empfehlungsmanagement« betreiben. In ihren »Marketingbausteinen« wirbt etwa eine Agentur damit, dass sie »die Empfehlungen zufriedener Patienten der Praxis in den für die Praxis relevanten Internetforen und Bewertungsportalen organisiert«. Manche Bewertungsportale gehen auch ganz offensiv auf Ärzte oder Zahnärzte zu und laden zu Veranstaltungen ein. In Frankfurt konnten Zahnärzte zum Beispiel im Oktober 2013 erfahren, wie sie diese Portale »erfolgreich nutzen, um neue Patienten zu gewinnen«.

Fazit

Ausreichend, zweckmäßig und wirtschaftlich ist out. Ästhetisch und modern ist in. Nicht wenige Zahnärzte übersetzen das Wort »ausreichend« gern mit einer Schulnote gleichen Namens und bieten lieber eine teurere Versorgung an. Der Zahnarztsatz »Das zahlt die Kasse nicht« ist derzeit ein richtig gutes Marketinginstrument. Das muss sich ändern – aber offenbar bleibt diese Aufgabe am Patienten hängen, der selbst ganz kritisch nachfragen und sich informieren muss.

Ja, Praxisinhaber haben eine lange Ausbildung, eine große Verantwortung, das Risiko eines Freiberuflers und vielleicht auch eine hohe Wochenarbeitszeit. Ja, das Vergütungs- und Punktwertsystem ist kompliziert. Aber unter allen Studienfächern bietet ein Studium der Zahnmedizin nach einer Studie des Deutschen Instituts für Wirtschaftsforschung später im Berufsleben immer noch den höchsten Stundenlohn, neben der Medizin. Danach folgen Jura und BWL. Die Grundregel der Medizin, dass der Arztberuf kein Gewerbe ist, wird schon lange unterlaufen, nicht nur in der Zahnärzteschaft. Das ist eine bedenkliche Entwicklung, denn der Patient kann damit nicht sicher sein, ob er ein besonderes Verfahren angeboten bekommt, weil es medizinisch das beste für ihn ist oder weil es sich finanziell für den Zahnarzt eher lohnt. Das Problem wird zunehmen, weil die Zahl der Zahnärzte in Deutschland hoch ist. Wenn der Honorartopf, das sogenannte Budget, aber gedeckelt ist oder sogar schrumpft, weil die Politik sparen muss, sinkt der Anteil für den einzelnen Zahnarzt. Das wird den Trend verstärken, dass Zahnärzte private Zusatzleistungen anpreisen, weil diese eine attraktive zusätzliche Finanzierungsquelle sind – auch wenn ihr Nutzen für den Patienten häufig nicht nachgewiesen ist.

Mit der Aufspaltung in eine solidarisch finanzierte Basisversorgung und eine privat getragene Premiumbehandlung ist die Zahnmedizin eine Besonderheit im deutschen Gesundheitssystem. Bereits jetzt müssen Patienten in der Zahnmedizin meist deutlich mehr selbst zahlen als in der allgemeinen Medizin. Zwar gibt es eine Gewährleistung auf Zahnersatz, aber bei anderen Fehlern, Mängeln oder Neubehandlungen muss ein Patient seinen Eigenanteil erst mühsam zurückfordern und Folgekosten für eine spätere Korrektur, etwa bei Implantaten, selbst tragen. Natürlich stehen gesetzlich Versicherte in Deutschland im internationalen Vergleich gut da. Denn in vielen anderen Ländern, auch in Europa, gehören zahnmedizinische Leistungen überhaupt nicht zur Krankenversicherung. Auch wenn der öffentliche Finanzierungsanteil der Ausgaben für Leistungen in Zahnarztpraxen in Deutschland von 74 Prozent (2000) auf 64 Prozent (2010) gesunken ist, ist das weiterhin einer der höchsten Werte im internationalen Bereich. Schlimmer wiegt aus Patientensicht, dass manche Zahnärzte ihr Einkommen auf unethische Weise aufbessern, und zwar teilweise in Größenordnungen, die sehr entfernt sind von denen eines Zahnarztes, der sich einer zweckmäßigen, sozusagen gemäßigten Zahnheilkunde verschrieben hat.

Tipps für Patienten

Seit 2005 existiert das »Zweitmeinungsmodell« der Kassenzahnärztlichen Vereinigungen: Gesetzlich Versicherte können bei der Planung von Zahnersatz kostenlos eine Zweitmeinung einholen (www.zahnarzt-zweitmeinung.de). Diese Stelle wurde konkret auch als Gegengewicht zu kommerziellen Angeboten im Internet eingerichtet. Auktionsähnliche Internetportale, in denen zahnmedizinische Behandlungen ersteigert werden können, sind aus Sicht vieler Zahnärzte unseriös, weil sie Dumpingpreise und eine Schnäppchenjägermentalität fördern, die bei medizinischen Eingriffen heikel sind. Ohne den Patienten untersucht zu haben, sei eine realistische Einschätzung finanziell und medizinisch nicht möglich, warnt die Zahnärzteschaft. Die Zahnärzte beim standeseigenen Zweitmeinungsmodell dürfen die Ratsuchenden für eine Frist von mindestens zwei Jahren nicht selbst behandeln. Damit soll eine wirtschaftliche Motivation bei der Beratung ausgeschlossen werden.

Missstand 6: Teure Schraube im Rampenlicht

Implantate: Königsdisziplin mit vielen Fragezeichen

Sie sind *die* Erfolgsgeschichte der Zahnmedizin: Mit dem Siegeszug der Implantate gehören herausnehmbare Klappergebisse der Vergangenheit an. Was in vielen Fällen bei Zahnverlust tatsächlich ein Segen ist, muss aber längst nicht immer notwendig sein. Denn Implantate sind teuer und setzen einen operativen Eingriff voraus – der immer Risiken birgt.

Eine 69 Jahre alte Dame aus Hessen hat diese Risiken zu spüren bekommen – und jahrelang darunter gelitten. Für einen Zahnersatz im Oberkiefer ging sie im Mai 2007 zu ihrem Zahnarzt. Der setzte ihr im Juli drei Implantate. Doch die Kronen, die später den eigentlichen Zahnersatz bildeten, saßen nicht richtig. An allen drei Stellen blieb zwischen Kronen und Implantaten ein Randspalt, durch den Bakterien eindringen konnten. Sie verursachten eine Entzündung und schädigten den Knochen, sodass sich die Implantate lockerten. Nach Ansicht des Sachverständigen hatte der Zahnarzt diese Spalten übersehen und keine ausreichende Röntgenkontrolle gemacht.

Zudem ragten die Implantate mehrere Millimeter in die Kieferhöhle hinein. Die Patientin, die kaum noch kauen konnte und Schmerzen in der ganzen linken Gesichtshälfte hatte, ging zu einer Medizinrechtsanwältin. Angelika Nake sah einen klaren Behandlungsfehler, riet der Dame aber, die Implantate aus Gründen der Beweissicherung bis zum Abschluss eines gerichtlichen Gutachtens nicht entfernen zu lassen. Denn Privatgutachten müssen vom Gericht zwar verwertet, also in die Entscheidung einbezogen werden, sind aber kein anerkanntes Beweismittel, weil sie in der Regel einseitig in Auftrag gegeben wurden. »Bis 2010 haben wir uns um eine Lösung ohne Gerichtsverfahren bemüht«, sagt Anwältin Nake, »aber weil sich nichts bewegte, haben wir Klage eingereicht.«

Die Verhandlung begann im Mai 2011, aber erst im März 2012 lag das gerichtliche Gutachten vor. Die Patientin konnte also erst fünf Jahre nach der missglückten Operation die Implantate entfernen lassen. »Das ist für Patienten ein ganz erhebliches Problem«, sagt Angelika Nake. Die Gegenseite, die Anwälte der Zahnärzte und Versicherungen, habe vor allem ein Ziel: Zeit zu schinden. »Verfahren im Medizinrecht werden von dieser Seite regelmäßig verzögert und verschleppt, das zermürbt betroffene Patienten.« Das Landgericht Darmstadt rügte denn auch in seinem Urteil die »Verzögerung des Rechtsstreits« durch die Gegenseite und das »zögerliche Regulierungsverhalten« des Zahnarztes bei einer Patientin, die durch Fremdverschulden jahrelang keinen belastbaren Zahnersatz hatte.

Die 69-Jährige bekam Ende 2012 recht. Das Landgericht Darmstadt sprach ihr 14.500 Euro für die zahnmedizinische Neuversorgung zu und zusätzlich ein Schmerzensgeld in Höhe von 7000 Euro. Des Weiteren seien ihr alle zukünftigen Schäden zu ersetzen, soweit sie aus der »fehlerhaften Überkronung« der drei Implantate resultieren. Ein gutes Urteil für die Patientin. Doch das Geld hat sie bis heute nicht. Denn die Gegenseite ging in Berufung. Die Frau und Erbin des verstorbenen Zahnarztes will nur einen Teil der zugesprochenen Summe zahlen. Die 69 Jahre alte Patientin hatte aber bereits beträchtliche Ausgaben: 4.300 Euro für die drei Implantate, Kosten für Privatgutachten, Anwalts- und Gerichtskosten. Neue Zähne hat sie noch nicht. Die Entzündung im Kiefer muss erst ausheilen, dann ist ein künstlicher Knochenaufbau nötig. Ob ein neuer Zahnersatz erneut an Implantaten befestigt werden kann, ist nicht sicher.

Eine einschneidende Behandlung

Der Fall aus Hessen ist beispielhaft. Da die Implantologie eine invasive Therapieoption ist, können handwerkliche Fehler sehr unangenehm werden. Denn die Behandlung ist im Wortsinne einschneidend: Für ein Implantat, also die Schraube als Zahnwurzelersatz, muss in den Kieferknochen gebohrt werden, es wird geschnitten und das Titanstück mit einem Drehmoment von rund 30 Newton pro Zentimeter festgezogen. Erst wenn das eingeheilt ist, wird der eigentliche Zahnersatz darauf befestigt, Zahnärzte nennen das »Suprakonstruktion«. Fotos von solchen Operationen sollten sich empfindliche Menschen lieber nicht ansehen. Mediziner sprechen von einer invasiven Therapie, für die man also Gewebe verletzen und in den Körper eindringen muss.

Die Alternativen zu dieser Lösung, eine Brücke zum Beispiel, sind weniger blutig. Allerdings haben Implantatkonstruktionen einen großen Vorteil: Mit ihnen können Lücken geschlossen werden, ohne benachbarte Zähne in Mitleidenschaft zu ziehen. Denn eine Brücke wird an den Nachbarzähnen der Lücke befestigt – dafür müssen diese Zähne abgeschliffen werden, und zwar so stark, dass sie danach nur noch stummelartigen Charakter haben. Mit gesunden Zähnen sollte man das nicht machen. Aber der Patient sollte die Alternativen eben kennen und die Vor- und Nachteile abwägen können.

Ob es bei der Versorgung von Zahnlücken wirklich Implantate sein müssen, ist aber nur die eine Frage. Patienten müssen vor allem wissen, dass sich hier ein sehr unübersichtlicher Markt mit einem gewissen Wildwuchs gebildet hat. Zum einen auf der Behandlerseite: Denn jeder Zahnarzt darf Implantate setzen – ob er Erfahrung hat oder nicht, ob er operieren kann oder nicht. Die Bezeichnung »Implantologe« ist nicht geschützt. Und immer mehr unspezialisierte Zahnärzte drängen in den lukrativen Markt. Zum anderen auf der Herstellerseite: Neue Implantatsysteme kommen und gehen, und immer neue Firmen machen mit in diesem Geschäft. Die großen Marktführer sind in Bedrängnis geraten, kleine Unternehmen sehen ihre Chance. Und dann ist da noch ein Problem, dem sich die Branche erst seit Kurzem ernsthaft stellt: Wissenschaftlich gibt es viele offene Fragen.

Nur in der Werbung hört es sich einfach an. Neue Zähne in einer Stunde. Mit Implantaten zu mehr Lebensqualität. Geworben wird für ein »attraktives Lächeln«, für perfekte Zähne. Patienten hätten das gerne am besten sofort: Zahn raus, Implantat rein, Krone drauf – und dann wieder fest zubeißen. Und die Implantologie punktet ja auch mit imposanten Zahlen. Nach Angaben der Branche ist die Marke von einer Million gesetzten Implantaten in Deutschland längst erreicht, seit Jahren steigen die Zahlen. Deutschland ist einer der bedeutendsten Implantatmärkte der Welt, vor allem weil der Markt hier noch recht hochpreisig ist.

Zahlen zu Implantaten

Rund eine Million Implantate werden pro Jahr in Deutschland gesetzt. 2009 waren es mehr als 800.000 Implantate, schon zehn Prozent mehr als 2008. Im Jahr 1999 zählte man nur 380.000 Implantate. Aber das sind Schätzungen aufgrund der Verkaufsangaben der Hersteller, genaue Zahlen der tatsächlich eingesetzten Implantate gibt es nicht. Deshalb sind sie sicherlich etwas zu hoch angesetzt. Bezogen auf alle Zahnersatzversorgungen, machen die Implantate nur etwa fünf Prozent aus. Damit kommen etwa 91 Einwohner auf ein Implantat. Italien hat mit 49 Einwohnern pro Implantat eine viel höhere Quote.

Viele wollen Implantate

Vor allem dank umfangreicher Werbung ist das Interesse an Implantaten groß. »Zahnimplantate sind nicht die letzte Chance, sondern die erste Wahl« – solche Slogans klingen verlockend. Verantwortungsbewusste Zahnärzte berichten immer wieder davon, wie schwer es ist, Patienten die Risiken zu vermitteln. Selbst wenn alles für eine Implantation spricht, ist viel handwerkliche Sorgfalt gefragt und chirurgische Erfahrung. Da es in diesem Bereich keine Zugangsbeschränkung gibt, arbeiten hier nicht nur Könner und Künstler, sondern es tummeln sich auf dem dentalen Markt der Eitelkeiten auch »Scharlatane und Unkundige, die am ahnungslosen Patienten unsachgemäß Hand anlegen – mitunter mit verheerenden Folgen«. So formuliert es die Deutsche Gesellschaft für Mund-, Kiefer- und Gesichtschirurgie (DGMKG) in ihrer digitalen Patienteninformation ganz offen. Deshalb sprechen gut ausgebildete Implantatspezialisten ab und an vom »Rotlichtbezirk« der Zahnmedizin.

Der Zahnarzt kann beim Implantieren also zum Risiko werden, und nach Ansicht von Experten sind handwerkliche Fehler der häufigste Grund für Komplikationen. Entscheidender Faktor über Erfolg oder Misserfolg einer Behandlung, das sagen viele Profis, ist die Erfahrung des Implantologen. Technische Probleme gibt es auch, sie sind aber viel seltener. Der Patient braucht also einen Experten. Doch wie erkennt er, wer ein Experte ist? Die Frage, die immer wieder empfohlen wird, hilft nach Ansicht von Insidern nicht weiter. »Fragen Sie einen Zahnarzt nicht, wie viele Implantate er pro Jahr setzt. Dabei wird viel gelogen«, sagt Martin Bonsmann, Mund-, Kiefer- und Gesichtschirurg und Implantologe aus Düsseldorf. Und immer wieder schaffen es unseriöse Werbeaktionen in die Medien. 2010 setzte ein Zahnarzt aus Rheinland-Pfalz zwei Patienten je ein Implantat im Flugzeug, in 6.000 Meter Höhe. Er wolle damit »die Botschaft aussenden«, dass Implantologie in jeder Praxis »und von jedem niedergelassenen Zahnmediziner durchführbar« sei, posaunte Dr. N. danach. Doch genau das ist nach Einschätzung führender Vertreter dieser Fachrichtung falsch. Wichtig, sagt MKG-Chirurg Hans-Peter Ulrich aus Lübeck, sei die Operationserfahrung. Leider aber ist das nicht verpflichtend. Stattdessen gibt es unübersichtlich viele Fortbildungen und Zusatzqualifikationen, deren Wert ein Patient überhaupt nicht einschätzen kann (mehr dazu im Kapitel »Missstand 2«).

Natürlich können gute, spezialisierte Zahnärzte mit Implantaten hervorragende Ergebnisse erzielen, die früher nicht möglich gewesen wären. Implantate können für die einzelne Lücke oder für eine komplette Prothese eine gute Lösung sein, eine, die optimales Sprechen und Kauen ermöglicht und die sich optisch kaum von echten Zähnen unterscheidet. Es ist unbestreitbar, dass Implantate weltweit ein akzeptierter Teil der Zahnheilkunde sind. Doch Implantate haben die Zahnmedizin eben auch invasiver gemacht. Medizinische und biologische Aspekte, die Frage der Wundheilung oder Geweberegeneration sind viel wichtiger geworden. Spezialisten werben deshalb für mehr Teamarbeit in der Zahnmedizin, vor allem bei komplexen Eingriffen.

»Implantat ist nicht gleich Implantat«, sagt Professor Hendrik Terheyden, Chefarzt der Klinik für Mund-, Kiefer- und Gesichtschirurgie am Roten-Kreuz-Krankenhaus in Kassel und ehemaliger Präsident der Deutschen Gesellschaft für Implantologie. »Es gibt unterschiedliche Schwierigkeitsgrade bei der Behandlung. Wenn Zahnärzte ohne große Operationserfahrung nicht mehr alle Aspekte eines Falles optimal abdecken können, ist es hilfreich, einen Teil der Behandlung abzugeben, etwa an einen Mund-, Kiefer-, Gesichtschirurgen oder einen Oralchirurgen.« Hilfestellung gibt dabei eine internationale Klassifikation der Schwierigkeitsgrade in der Implantologie. Mangelnde Erfahrung wird auch nicht durch moderne Implantatsysteme oder eine perfekte technische Ausstattung der Praxis ausgeglichen. »Von ungeübten Händen können auch angeblich idiotensichere Implantatsysteme falsch angewendet werden«, hieß es 2009 in einer Pressemitteilung der Deutschen Gesellschaft für Implantologie, die damals zum allerersten Mal einem Mitglied einen Austritt nahelegte.

Brånemarks Lebenswerk

Der Schwede Per-Ingvar Brånemark setzte 1965 erstmals einem Patienten ein Titanimplantat ein. Bereits 1953 hatte der Professor entdeckt, dass Titan in Knochen einwächst. Diesen Prozess nannte er »Osseointegration«. Seit 1982 sind Titanzahnimplantate in den USA zugelassen und in Deutschland als wissenschaftlich gesicherte Therapieform anerkannt. 1988 wurden sie in die Gebührenordnung aufgenommen. Brånemark erhielt 2011 den Europäischen Erfinderpreis des Europäischen Patentamtes in der Kategorie Lebenswerk.

Typische Fehler bei Planung und OP

Die Erfahrung von Gutachtern zeigt, dass sich typische Probleme wiederholen. Das fängt bereits bei der Beratung und der Aufklärung an. Denn hier werden nicht immer alle Vor- und Nachteile und die möglichen Alternativen genannt. Zudem es ist ganz entscheidend, wie der Zahnarzt den Patienten beurteilt. Wenn der Zahnarzt bei der Planung den Gesundheitszustand, die Mundhygiene und Mitarbeit des Patienten nicht berücksichtigt, sind spätere Schäden wahrscheinlich. Der Zahnarzt muss auch die medizinischen Aspekte klären, die gegen ein Implantat sprechen (sogenannte Kontraindikation). Zu den chirurgischen Fehlern können falsch ausgerichtete oder fehlerhaft eingebrachte Implantate gehören. Auch Nachbarzähne oder Nachbarwurzeln können bei dem Eingriff in Mitleidenschaft gezogen werden. Unerlässlich bei der Behandlungsplanung ist ein Sanierungskonzept. Karies oder eine Parodontitis müssen vor einem Eingriff behandelt worden sein.

Ein weiterer Schwachpunkt ist häufig die Röntgendiagnostik. Werden hier schlechte Bilder gemacht (was nicht so selten ist) oder werden die Aufnahmen nur unzureichend betrachtet, kann es sein, dass der Zahnarzt die Qualität und die Menge des Knochens falsch einschätzt, was aber für den Erfolg einer Implantation entscheidend ist. Schon Oberlandesgerichte haben geurteilt, dass der Zustand des Kieferknochens vor einer Implantation ausreichend untersucht werden muss, falls erforderlich auch mithilfe von Verfahren, die aufwendiger sind als Röntgen, also zum Beispiel durch eine Digitale Volumentomografie (DVT) oder eine Computertomografie (CT).

Auch der Verlauf der Nerven ist auf einem Röntgenbild zu sehen. Ein wichtiger Punkt, denn eine Verletzung des Nervs im Unterkiefer zählt zu den häufigen Fehlern. Wenn bei den hinteren Backenzähnen das Implantat zu tief in den Knochen hineinragt, kann der Unterkiefernerv verletzt werden – eine Schädigung, die teilweise nicht mehr rückgängig zu machen ist. In der Lippe und im Kinn fehlt dann dauerhaft jedes Gefühl.

Bei Erika Beckmann drückten zwei von acht Implantaten auf genau diesen Nerv. Ihre rechte untere Gesichtshälfte war nach dem Eingriff jahrelang taub. Sie konnte kaum Nahrung zu sich nehmen und glich einem Nervenbündel. Die NDR-Fernsehsendung »Visite« griff den Fall im Juni 2013 auf. Ein Gutachter bescheinigte ihr die falsche Position der Implantate, doch ihr Zahnarzt bestritt den Fehler. Deshalb landete der Fall vor Gericht –

wo selten mit einem schnellen Ende zu rechnen ist. Mehr als sechs Jahre litt Erika Beckmann unter Schmerzen, mindestens vier Jahre dauerte der Rechtsstreit. Das nächste Problem für die Rentnerin war dann das Geld: Implantate sind teuer, und bei Komplikationen muss eine eventuell nötige Neuversorgung selbst bezahlt werden. Da noch kein Gerichtsurteil vorlag, sollte Erika Beckmann die Kosten für die Entfernung der Implantate und die weitere Behandlung zunächst selbst tragen. 19.000 Euro standen im Raum – eine Summe, die sie sich nicht leisten kann.

Erfolgsquoten wie ein kommunistisches Wahlergebnis

Gerne wird in der Implantologie mit besonders guten Angaben zu Erfolg und Haltbarkeit geworben. Häufig ist von Quoten jenseits der 90 Prozent die Rede. Das soll heißen: Je nach Implantatsystem, Anzahl und Lage im Kiefer und Mundhygiene des Patienten sind nach zehn Jahren beeindruckende 90 bis teilweise 98 Prozent der gesetzten Implantate noch im Kiefer verankert. Für manche Kritiker hört sich das an wie ein Wahlergebnis aus der DDR. Denn sicher sind die Fast-100-Prozent-Quoten nicht. Bei all dem Boom gilt die Implantologie immer noch als »vergleichsweise junge Wissenschaft«, so formuliert das die Kassenzahnärztliche Bundesvereinigung. Das bedeutet: Es fehlen wichtige Langzeiterfahrungen. Studien reichen meist nur über fünf, maximal zehn Jahre und sind häufig von der Industrie gesponsert oder direkt beim Hersteller gemacht worden.

Wie man eine Überlebensrate berechnet, ist auch gar nicht einheitlich geregelt. Zählt man jedes Implantat einzeln oder zählt man die Patienten – die ja nicht alle gleich viele Implantate im Mund haben? Schließt man jedes Implantat ab dem Zeitpunkt der OP mit ein oder erst die Implantate, die erfolgreich im Knochen eingeheilt sind? Meist wird die zweite Zählweise verwendet, natürlich auch, weil sie die besseren Ergebnisse bringt. Denn wenn ein Implantat eingeheilt ist, steigt die Erfolgswahrscheinlichkeit. Frühverluste werden so nicht erfasst, kritisiert Zahnarzt Uwe Niekusch, Geschäftsführer der Arbeitsgemeinschaft Zahngesundheit in Heidelberg. Steffen Köhler, Implantologe und Gutachter aus Berlin, ist überzeugt, dass die oft publizierte Erfolgsquote von 98 bis 99 Prozent »wesentlich zu optimistisch« sei, da die Zeiträume dafür nicht definiert seien. Die tatsächliche Erfolgsquote liege eher bei 88 bis 90 Prozent. Rechnet man die Verluste in der Einheilphase dazu, liegt sie vielleicht sogar nur bei 80 Prozent.

Eine reine »Überlebensrate« zu ermitteln, das gilt nicht mehr als zukunftsträchtig, weil sie nur die Menge, aber nicht den qualitativen Zustand der Implantate wiedergibt. Aussagekräftiger ist die Erfolgsrate, bei der bewertet wird, ob Implantate nicht nur vorhanden, sondern auch fest, belastbar, entzündungs- und schmerzfrei sind. In einer systematischen Studienübersicht zur Erfolgsrate von Zahnimplantaten mit Knochenaufbau zogen italienische Forscher jüngst ein bitteres Fazit: Von 323 potenziell relevanten Studien erfüllten nur acht die Kriterien, Erfolgs- statt nur Überlebensraten zu erfassen. Eine Kontrollgruppe fehle überall. Man brauche eine allgemeingültige Definition der Erfolgskriterien bei Implantaten. Und man brauche bessere Studien.

Misserfolgsquoten – ein Staatsgeheimnis

Vermutlich sind also mindestens zehn Prozent aller gesetzten Implantate ein Misserfolg. Bei etwa einer Million gebohrter Schrauben bedeutet das immerhin mindestens 100.000 Verluste. Einige Kritiker gehen von höheren Zahlen aus, von vielleicht 140.000 Verlusten pro Jahr. Wie viele Implantate genau verloren gehen, also wegen Problemen wieder entfernt werden müssen, ist unklar. Denn das wird nicht systematisch registriert. Vom Hersteller bekommt der Zahnarzt zumindest bei einem Frühverlust in der Regel sofort Materialersatz, und das Explantieren des ersten und das Setzen des folgenden Implantats kann er erneut abrechnen – im Gegensatz zum Zahnersatz, der dank einer vorgeschriebenen Gewährleistung kostenlos repariert oder erneuert wird, wenn kein Patientenverschulden vorliegt.

Aktenkundig werden Verluste nur, wenn Patienten damit zu einem anderen Zahnarzt gehen oder der Fall in einem Gutachten dokumentiert wird. In einer wahren Puzzlearbeit hat der Kölner Professor Thomas Kerschbaum einmal im Auftrag der privaten Krankenversicherung DKV versucht herauszufinden, wie viele Implantate bei den dortigen Privatversicherten wegen Komplikationen ausgetauscht wurden. Es ließ sich nur vermuten, und nur manche der Begleitleistungen in den Abrechnungen der Zahnärzte wie eine bestimmte Betäubung deuteten darauf hin. Transparenz sieht anders aus. Gutachter Köhler differenziert die Verlustquote am Können des Zahnarztes: »Geschätzt können Sie von zehn bis 15 Prozent bei Anfängern und bei Experten von weniger als drei Prozent ausgehen.« Auch die Krankenkassen wissen, dass Spezialisten für Implantologie erfolgreicher arbeiten und die Komplikations- und Verlustraten dort deutlich geringer sind. Aber Kassen dürfen dem Patienten keinen Zahnarzt empfehlen und von keinem konkret abraten. Schwarze Schafe können deshalb meist weiterarbeiten.

Im Jahr 2010 machte die DGI als führende Fachgesellschaft die Frage der »Misserfolge« zum Titelthema ihres Kongresses in Hamburg – in der Branche war das eine Sensation. Obwohl Implantate seit 1982 offiziell als wissenschaftlich anerkannte Therapieform gelten, war es 2010 nötig, eine wissenschaftliche Basis für die Implantologie zu schaffen. Nach einer ersten Konferenz 2009 entstanden zusammen mit anderen Fachgesellschaften »Empfehlungen« für implantologische Fragestellungen, die seither sukzessive zu Leitlinien ausgebaut werden. Sie sollen Zahnärzten einen »Entscheidungskorridor« geben und Patienten vor Fehl- und Übertherapie schützen.

Dass es Gegenwehr gab, mag man sich als Patient kaum vorstellen. Aber »sogenannte Leitlinien« brachten einige auf die Palme. Bezeichnend ist eine Unterschriftenaktion des »Vereins innovativ-praktizierender Zahnmediziner« (VIP-ZM). Bis Ende Oktober 2013 beteiligten sich mehr als 1.600 Zahnärzte an dieser Unterschriftenaktion. Das Argument der »innovativen« Zahnärzte war absurd: Aufgrund mangelnder wissenschaftlicher Belege etlicher Therapiemöglichkeiten seien »sogenannte« Leitlinien für die Praxis »erst gar nicht erstellbar« – und somit seien sie auch nicht »patientenfreundlich«. In Wahrheit ist natürlich gerade eine Behandlung, die sich nur auf die Erfahrung des einzelnen Zahnarztes stützt und das Forschungswissen nicht berücksichtigt, weder transparent noch patientenfreundlich (mehr dazu im Kapitel Missstand 11).

Mit der DGI-Initiative ist die Implantologie zwar noch deutlich entfernt von anderen Fachgebieten wie Kardiologie oder Onkologie, die schon lange einen guten Evidenzstandard haben, die allerdings auch viel stärker öffentlich gefördert werden. Aber immerhin sind deutsche Implantologen damit führend in Europa, denn Leitlinien sind in der Implantologie insgesamt bislang kaum existent. Eine einzige gebe es in Neuseeland, und die habe auch noch Mängel, bescheinigte die Arbeitsgemeinschaft der Wissenschaftlichen Medizinischen Fachgesellschaften (AWMF) der DGI 2010.

Die Kosten rund ums Implantat

Vier- bis fünfstellig sind häufig die Kosten, die Patienten für Implantate zahlen. Dabei verursacht die Schraube allein gar nicht so hohe Kosten. Für ein Implantat eines führenden Herstellers zahlen Zahnärzte 200 bis 300 Euro, für ein Mittelklasseimplantat nur 150 Euro. Die tatsächlichen Herstellungskosten liegen mit gut 30 Euro deutlich unter dem Marktpreis. Die größten Batzen in der Implantatrechnung sind übrigens die Laborkosten sowie die Kosten für die chirurgische Leistung und die Kosten für die Prothetik, also den eigentlichen Zahnersatz. Seit 1991 sind die Material- und Laborkosten stetig gestiegen, 2004 machten sie rund 60 Prozent der Zahnersatzkosten aus. Das zahnärztliche Honorar ging dagegen zurück und lag 2004 bei rund 40 Prozent.

Teurer als nötig: Tricks bei der Rechnung

Implantate *können* die beste Lösung sein für so manchen Patienten, aber auch für so manchen Zahnarzt. Ein Implantat für eine Einzelzahnlücke ohne Knochenaufbau oder andere Schwierigkeiten kann bei einem normal kalkulierenden Behandler rund 1.000 Euro kosten, bei einem voluminös kalkulierenden aber auch bis zu 4.000 Euro, berichtet ein Gutachter, der solche Fälle kennt.

Steigerungssätze in der Gebührenordnung

Für eine Versorgung mit Implantaten gibt es zwar einen Festzuschuss, aber da Implantate als »andersartige Versorgung« gelten, wird auch bei gesetzlich Versicherten der gesamte Eingriff nach der privaten Gebührenordnung (GOZ) abgerechnet. Bis zum 3,5-fachen Satz kann der Zahnarzt die Gebühren »nach billigem Ermessen« bestimmen, er muss es allerdings gegenüber der Krankenkasse begründen. Er darf den Rahmen auch überschreiten, wenn die Kriterien dies rechtfertigen – allerdings muss er dies mit dem Patienten schriftlich vereinbaren (sogenannte Abdingung). Nach »billigem Ermessen« bedeutet übrigens nicht, dass es möglichst preiswert wird. Es handelt sich um eine juristische Formulierung, nach der der Zahnarzt die Gebühr so festsetzen muss, dass sie angemessen ist, also dem Wert seiner ärztlichen Leistung entspricht. Die Finanzkraft des Patienten und die Lage der Praxis dürfen dafür keine Rolle spielen. Ob der Arzt diese Kriterien richtig angewendet hat, kann im Einzelfall gerichtlich überprüft werden.

Was es bedeutet, wenn Zahnärzte deutlich über das Ziel hinausschießen, hat Rita S. aus Hannover am eigenen Leib erfahren. Lange hatte die Rentnerin nach dem richtigen Zahnarzt gesucht. Bei Dr. L. dachte sie: Der hat Erfahrung. Denn L. glänzte mit zwei Doktortiteln, einer langen Qualifikationsliste auf seiner Homepage und mit Charme. Mit einer Zahnlücke im Frontzahnbereich kam sie 2004 in seine Praxisvilla und wusste, dass bei einigen Backenzähnen »etwas gemacht werden musste«. Dr. L. schlug ihr Implantate vor – wie viele und zu welchem Preis, das habe L. stets im Unklaren gelassen, habe immer mit mehreren Zahlen jongliert. Rita S. ging von 18.000 Euro aus – für Implantate und Kronen. Und willigte in eine Behandlung unter Vollnarkose ein. Erst als der Anästhesist ihr schon ein Beruhigungsmittel gegeben hatte, habe L. ihr im Behandlungsstuhl eine Klemmmappe mit Formularen hingehalten. Rita S. unterschrieb. »Ich hatte Vertrauen«, sagt sie. Das aber ist mittlerweile zerstört, denn als sie nach der OP wach wurde, realisierte sie, dass Dr. L. ihr viele Zähne gezogen und 14 Implantate eingesetzt hatte. Eine Zahl, die weit über dem liegt, was selbst bei völliger Zahnlosigkeit nötig ist. Gesamtrechnung am Ende: 33.000 Euro.

Das war ihr finanzieller Ruin, denn Rita S. bekommt nur 900 Euro Rente im Monat. Es begann ein langer juristischer Kampf um die Zulässigkeit dieser Rechnungen, bis hin zum Bundesgerichtshof. Nach vielen Preisvergleichen im Ausland und auf einem Auktionsportal bekam Rita S. schließlich in Hamburg bezahlbaren Zahnersatz – neun Jahre nach Behandlungsbeginn. »Wenn ich gewusst hätte, wie viele Zähne er mir zieht, wie viele Implantate er setzt und was das alles kostet, dann hätte ich das niemals dort machen lassen«, sagt Rita S. heute. Viele Patienten fühlen sich auf ähnliche Art von Dr. L. geschädigt. »Und er behandelt immer noch weiter. Ich wünsche nichts mehr, als dass ihm endlich das Handwerk gelegt wird.«

Der Hannoveraner Fall hat ein ganz besonderes Ausmaß. Laut Staatsanwaltschaft lagen Ende 2013 mehr als 55 Anzeigen vor, wurde in 300 Fällen wegen Unregelmäßigkeiten bei Rechnungen ermittelt und das Schadenvolumen auf rund 400.000 Euro geschätzt. Das sei ein Einzelfall, sagen die Zahnärztekammern. Aber beziffern kann das niemand. Neben den wenigen Fällen, die Schlagzeilen machen, gibt es vermutlich eine ganze Menge weiterer Fehlbehandlungen, gegen die nichts Grundsätzliches unternommen wird. So bekam eine Studentin von ihrem Zahnarzt den Rat, einen wurzelgefüllten Backenzahn im Oberkiefer nach einem Bruch in der hinteren Zahnwand zu ziehen und dort ein Implantat zu setzen – obwohl klar war, dass sie das nicht bezahlen konnte, und obwohl die Nachbarzähne wegen bestehender Schäden ohnehin überkront werden mussten, sich also eine preiswertere Brücke anbot. Celina Schätze schilderte diesen Fall Ende 2012 auf einem Kongress. Die Berliner Zahnärztin, Vorsitzende des Deutschen Arbeitskreises für Zahnheilkunde (DAZ), der sich für maßvolle und bezahlbare Therapien einsetzt, sieht in solchen Vorkommnissen einen Trend. »Der Zahn konnte konventionell, ohne Implantat und ohne Zuzahlung, erfolgreich versorgt werden.« Aber dafür müsse ein Patient nach dem richtigen Zahnarzt regelrecht suchen.

Falsch gesetzte Anreize sind ein Fehler im System: Mit Ziehen und Neuplanen ist leider meist mehr zu verdienen als mit Zahnerhaltung. Bei einem spektakulären Fall in Sachsen-Anhalt wurde genau dieser finanzielle Anreiz als Motiv diskutiert. Zahnarzt S. hatte einer 42 Jahre alten Patientin im April 2010 unter Vollnarkose elf Zähne im Ober- und Unterkieferbereich gezogen und wollte sie vermutlich durch Implantate im Wert von insgesamt 22.000 Euro ersetzen. Niemals hätte sie dem zugestimmt, sagte die Patientin im Mai 2013 im Berufungsprozess vor dem Landgericht Stendal aus. Einem anderen Patienten hatte der Zahnarzt 20 Zähne gezogen – ebenfalls in Vollnarkose. Es waren nicht die ersten Vorwürfe, das Verwaltungsgericht Magdeburg entzog ihm deshalb 2013 für zwei Jahre die Approbation, also die Erlaubnis, als Arzt zu arbeiten – eine seltene Maßnahme und das härteste berufsrechtliche Mittel.

Traumrenditen an der Börse

Fast 20 Jahre lang haben die Premiumhersteller von Implantatsystemen gute Geschäfte gemacht. Sehr gute Geschäfte. Noch 2007 überschlugen sich die Finanzanalysten vor Begeisterung: Keine andere Branche werfe solche Traumrenditen ab wie die Implantateindustrie. Banker freuten sich über Wachstumsraten von 15 bis 20 Prozent pro Jahr. Die Aktienkurse lagen viele Jahre deutlich über dem Dax. Der Börsenwert von Nobel Biocare, einem der beiden Weltmarktführer im Implantatmarkt, lag in besten Zeiten bei sieben Milliarden Franken, umgerechnet acht Milliarden Euro. Spitzenumsatz 2007: 666 Millionen Euro. Auch vor dem Hintergrund solcher Entwicklungen entstand der zynische Satz, jeder natürliche Zahn stehe potenziell einem Implantat im Wege. Werbestrategen könnten in Anlehnung an ein schwedisches Möbelhaus auch fragen: Bohren Sie noch oder implantieren Sie schon? Zur Ehrenrettung sei gesagt, dass die größte implantologische Fachgesellschaft bereits 2009 in einer Pressemitteilung betonte, vor einer Implantation seien zunächst alle konservativen Therapiemöglichkeiten einzusetzen, um den Zahn zu retten.

Aber es läuft nicht mehr rund im Premiumimplantatmarkt. Die beiden großen Hersteller Nobel Biocare und Straumann führen das vor allem auf die Wirtschaftskrise seit 2008 zurück. Patienten, so heißt es, würden vermehrt eine teure Zahnbehandlung aufschieben oder sich für eine preisgünstigere Lösung entscheiden. Doch die Gründe sind vielfältiger. Zahlreiche Konkurrenten sind entstanden, eben nicht nur im Markt der Billigimplantate, sondern auch im Bereich der Nachahmerprodukte, die teilweise sogar mit

den Originalwerkzeugen der Premiumhersteller verwendet werden können. Die Folge ist ein Stellenabbau bei den Platzhirschen. Hinter den Kulis-
sen ist der Markt der Zahnimplantate hart umkämpft. Der Premiummarkt
schrumpft, Wachstum ist derzeit nur mit preiswerten Implantaten zu machen. Um den Anschluss an diese Entwicklung zu halten, kauften sowohl
Straumann als auch Nobel Biocare große Anteile an Firmen, die preiswerte
Implantate herstellen. Ziel: Geschäfte in Schwellenländern, in Südamerika,
aber auch in Südeuropa.

»Zähne in einer Stunde«: Groß angepriesen, groß gescheitert

Nobel Biocare hat zudem an eigenen Spätkomplikationen zu knabbern.
Das Konzept »Zähne in einer Stunde« (»teeth in one hour«), das die dama-
lige Konzernchefin Heliane Canepa 2005 in einer fast größenwahnsinnigen
Show in der Arena des MGM Grand Hotel in Las Vegas vor mehr als 6.000
Zahnärzten und Zahntechnikern präsentierte, entwickelte sich nicht wie
erwartet zum Verkaufsschlager. Das System, das auch in Deutschland fern-
sehtauglich angepriesen wurde, hat sich nicht durchgesetzt. Zu viele Nachteile und Unwägbarkeiten gab es: Bei der Methode wird das Zahnfleisch
nicht aufgeschnitten, sondern das Implantat minimalinvasiv eingestanzt,
mithilfe einer Standardschablone, unabhängig von individueller Kiefer-
form und Knochendichte. Das bedeutet, dass der Zahnarzt bei der OP die
Knochenmenge nicht sehen kann. Genau die ist aber entscheidend für die
Frage, ob die Schraube genug Halt hat. Dazu kommt die Sofortbelastung,
weil das Implantat in der gleichen Sitzung mit Zahnersatz versorgt wird –
beides erhöht das Risiko des Implantatverlustes. Weil in der Implantologie
in bis zu 60 Prozent der Behandlungsfälle ein Knochenaufbau nötig sei,
sei das Eine-Stunde-Verfahren für viele Patienten nicht geeignet, warnten
bereits damals deutsche Implantologen.

Die Duisburgerin Heike H., die ganz stolz war auf ihre neuen »Zähne in
einer Stunde« und als Vorzeigepatientin bei der Operation gefilmt worden
war, erinnert sich mit Grausen an die Zeit nach dem Eingriff. Unter Vollnarkose waren ihr acht Implantate in den Oberkiefer eingesetzt worden
und direkt darauf die Prothese. Die letzten eigenen Zähne, die eine Pro-

these gehalten hatten, wurden ihr gezogen. Die Aussicht, eine ganz neue Methode in Anspruch nehmen zu können, und das zu einem günstigen Preis, hatte sie vor rund zehn Jahren zu dem Schritt bewogen. Doch sie bekam starke Schmerzen, konnte kaum noch etwas essen, wog nach acht Wochen nur noch 45 Kilo. »Es war die Hölle«, sagt die 51-Jährige heute. »Ich bin nicht empfindlich, aber man wollte mir nicht glauben.« Als der Kieferchirurg endlich die Prothese abnahm, musste Heike H. zufällig husten – und hatte, so sagt sie, alle acht Implantate in der Hand. Gekostet hat sie das Experiment 10.000 Euro und den Glauben an eine schmerzarme Zahnarztbehandlung. Bis heute traut sie sich nicht mehr an Implantate heran. Sie trägt eine Prothese ohne Befestigung im Kiefer, also nach heutigen Maßstäben eine der schlechtesten Versorgungsmöglichkeiten.

Achtung: Ersatzteile

Der Implantatmarkt ist schnelllebig und unübersichtlich. Zahnimplantate sind wegen der Modellvielfalt schwer zu vergleichen. Etwa 100 bis 150 verschiedene Systeme sind erhältlich. Sie unterscheiden sich vielfach deutlich, und zwar auch im, sagen wir einmal, Zubehör. Denn ein Implantat ist ja kein künstlicher Zahn, sondern nur die künstliche Zahnwurzel. Die Krone als Zahnersatz muss darauf befestigt werden. Und das kann bei jedem Hersteller, bei jedem System anders funktionieren. So wie ein Ladegerät von Apple nicht an ein altes Nokia-Handy passt, kann es auch bei Implantaten Probleme bei einer möglichen Frage nach Ersatzteilen oder Aufbauten geben. Da jede Herstellerfirma in der Regel mehrere Implantatsysteme anbietet und stets neue entwickelt werden, ist es auch für Zahnärzte nicht einfach, hier den Überblick zu behalten. Hans-Joachim Nickenig, Leitender Oberarzt in der Mund-Kiefer-Gesichtschirurgie der Uniklinik Köln, hat in seinen Räumen einen ganzen Schrank voller »Schraubendreher«, um auch Patienten mit älteren Implantatsystemen helfen zu können. Im Jahrbuch Implantologie waren 2013 fast 170 Firmen aufgelistet, die implantologisches Equipment oder implantologische Produkte anbieten. Über 60 davon stellen Implantate her – Tendenz steigend. Bankenanalysten schätzen sogar, dass sich die Zahl der Implantathersteller weltweit auf über 200 erhöht hat – 2003 waren es nur 69.

Implantate sind Medizinprodukte

Wie Brustimplantate sind auch Zahnimplantate Medizinprodukte. Sie brauchen im Gegensatz zu Arzneimitteln keine staatliche Zulassung, sondern nur ein CE-Zeichen. Dafür muss der Hersteller zwar die technische Sicherheit und die klinische Leistungsfähigkeit belegen, aber die Eignung muss laut Medizinproduktegesetz nur ganz allgemein »durch klinische Daten« belegt werden – die Form dieser Daten, also etwa das Studiendesign, ist nicht vorgeschrieben. Damit kann eben auch nicht bewertet werden, ob eine Neuzulassung besser oder schlechter ist als bereits vorhandene Produkte. Innerhalb der drei Risikoklassen gehören Zahnimplantate zu Produkten mit erhöhtem Risiko, da sie invasiv eingebracht werden und längere Zeit im Körper verweilen (Risikoklasse II b). Strengere Regeln in der europäischen Medizinprodukterichtlinie sind geplant (häufigere Kontrollen in den Herstellerfirmen, bessere Schulung für das Personal der Prüfstellen wie TÜV oder Dekra, Implantatpass für Patienten), aber am grundsätzlichen Verfahren würde sich nichts ändern.

Schlechte Datenlage in der Forschung

Die Implantologie, die sich gern als Hochglanzdisziplin darstellt, als das medizinischste Fach der Zahnheilkunde, hat zwar viele Studien zu bieten, doch so richtig wissenschaftlich belastbar ist die Datenlage nicht, das bestätigt selbst die Bundesregierung. Nachlesen kann man das schwarz auf weiß in den Antworten auf eine parlamentarische Anfrage der Grünen zur Qualität der zahnmedizinischen Versorgung im Jahr 2012. Überraschend klar und deutlich heißt es dort: »Aktuelle und belastbare wissenschaftliche Erkenntnisse zur Haltbarkeit von Implantatversorgungen, zum möglichen Knochenabbau bzw. zu Komplikationen und zu Verlustraten bei Implantaten liegen der Bundesregierung nicht vor.«

Sie liegen nicht vor. Punkt. Eine Aussage, die im deutlichen Gegensatz steht zur offensiven Werbung für implantatgetragenen Zahnersatz, und ein bemerkenswerter Zustand für eine Disziplin, die seit Jahren laut für ihre Erfolge trommelt. Es bestünden, so die Antwort der Bundesregierung weiter, »Wissens- und Forschungsdefizite«, die »unter anderem durch die zahnmedizinischen Fachgesellschaften aufgegriffen werden sollten«.

Frank Schwarz, Vizepräsident der größten deutschen und zugleich größten europäischen Fachgesellschaft auf diesem Gebiet, der Deutschen Gesellschaft für Implantologie (DGI), bestätigt die Probleme: »Die Implantologie kommt aus einer sehr optimistischen Zeit.« In dieser »Sturm-und-Drang-Zeit« habe lange das Prinzip »learning by doing« das Feld bestimmt – Neuheiten wurden also erst angewendet, dann schaute man, was davon funktioniert. »Es gibt nur für sehr wenige der verwendeten Systeme eine wirkliche Evidenz.«

Kritiker bemängeln schon seit Jahren, dass bei einer so teuren und invasiven Therapieform die Neuheiten schneller auf den Markt kommen, als sie wissenschaftlich seriös überprüft werden können, und trotzdem massiv beworben werden. Für eine wirkliche Vergleichbarkeit der Implantaterfolge müsste geklärt sein, welches System und welche OP-Methode verwendet wird, wie viel Knochen abgebaut und welches Knochenersatzmaterial verwendet wurde und wie häufig Entzündungen auftreten. Wegen der Abhängigkeit von Drittmitteln entstehen Forschungsarbeiten aber vor allem auf kommerziell lohnenswerten Gebieten. Unpassende Ergebnisse, sagen Kritiker wie der Marburger Gutachter Wolfgang Kirchhoff, würden verschwiegen, wie in anderen medizinischen Fachgebieten teilweise auch. Und Implantathersteller engagieren sich nicht ohne Grund bei Implantologiekongressen, bei Nachwuchszahnärzten und in Universitäten. Wer in der Ausbildung bereits mit einem bestimmten Implantatsystem arbeitet, bleibt ihm vielleicht auch später treu. Um Implantate und ihre Erfolgsrate zu vergleichen und die Dunkelziffer der Misserfolge zu erfassen, wäre ein Implantatregister hilfreich, eine offizielle Datenbank, in der alle gesetzten und herausgenommenen Implantate erfasst werden. In Deutschland gibt es das bislang nur lokal, zum Beispiel an der Universität Tübingen seit 1975.

Peri-dingsda: Entzündungen am Implantat

Viele Patienten glauben, dass ihre Probleme mit Karies und Parodontitis gelöst sind, wenn alle Zähne gezogen und durch Implantate ersetzt sind. Aber implantatgetragener Zahnersatz kann genauso von bakteriellen Entzündungen befallen werden. Das nennt man Periimplantitis – eine Entzündung um das Implantat herum. Nicht nur Patienten unterschätzen dieses Risiko. Auch die Zahnmedizin hat es jahrelang zu wenig beachtet. Jetzt bestimmt die Periimplantitis viele Debatten in der Implantologie. Die biologische Langzeitkomplikation wird von Bakterien verursacht und führt unbehandelt mittelfristig zum Knochenabbau. Dann lockert sich das Implantat. Eine Periimplantitis wird oft erst spät bemerkt, schreitet aber schnell fort und kann den Verlust des Implantats zur Folge haben.

Bislang behandelt man eine Periimplantitis ganz ähnlich wie eine Parodontitis, bei der bestimmte Bakterien eine Entzündung auslösen, die erst das Zahnfleisch, dann den Knochen angreifen. Allgemeingültige Behandlungskonzepte gibt es aber nicht. Wie man eine Periimplantitis therapiert, wird gerade erst erforscht. Das ist bedenklich, denn schon vor rund 30 Jahren erkannte der Aachener Professor Hubertus Spiekermann die Bedeutung der Periimplantitis und teilte ihren Verlauf in vier Schweregrade ein. Die Krankheit ist also keine Unbekannte. Doch in der Implantologie kursiert bereits seit geraumer Zeit das Wort, die Periimplantitis sei der »Tsunami der Zahnmedizin«. Heißt: Die großen Probleme mit entzündeten oder gelockerten Implantaten kommen noch auf uns zu. Wie viele Menschen von dieser Infektion um das Implantat herum (periimplantär) betroffen sind, ist nicht ganz klar. Die Schätzungen schwanken zwischen 20 und sogar über 50 Prozent der Implantatpatienten, die fünf bis zehn Jahre nach einer Implantation eine Periimplantitis haben könnten.

Manche Zahnmediziner finden die Bezeichnung »Tsunami« übertrieben und halten die Schätzungen zur Verbreitung für zu hoch. Denn es ist auch eine Frage der Definition. Welche Probleme tatsächlich als Periimplantitis zu bezeichnen sind, ist umstritten. Für Parodontologen wird ein Knochenabbau durch eine Periimplantitis verursacht, Prothetiker sehen auch eine zu hohe Kaubelastung als Grund. Trotzdem ist das Thema nicht mehr zu ignorieren. Selbst wenn man »zurückhaltend von zehn Prozent« ausgehe, sagt Prof. Herbert Deppe von der TU München, komme man auf 100.000 Problemfälle pro Jahr, »die wir in die Zukunft transportieren«. Da ein Implantat zwar mit dem Knochen verwächst, aber nicht funktioniert wie ein Knochen, könne man eine Periimplantitis nicht wie eine Parodontitis behandeln, sagt der Berliner Mund-, Kiefer- und Gesichtschirurg Michael Stiller. »Es ist ein großer Denkfehler, beides gleichzusetzen. Ein Zahn ist ein vitales Gebilde, das in enger Symbiose zu Knochen und Zahnfleisch steht. Ein Implantat dagegen ist ein Fremdkörper.« Wie der Knochen darauf reagiere, sei noch nicht ausreichend erforscht. Bislang beseitigten die Periimplantitis-Therapieversuche von Antibiotika- bis Lasereinsatz nur die Symptome und nicht die Ursachen.

Periimplantitis

Das Risiko für eine Periimplantitis steigt bei schlechter Mundhygiene, aber auch bei Rauchern und bei bestehender Parodontitis, teilweise auch bei einem schlecht eingestellten Diabetes. Periimplantäre Erkrankungen können aber auch durch Faktoren begünstigt werden, die der Zahnarzt verursacht. Eine Periimplantitis ist nicht reversibel. Sie kann behandelt, aber nicht rückgängig gemacht werden. Die Vorstufe der Periimplantitis, die periimplantäre Mukositis, hingegen schon. Eine Mukositis ist eine Schleimhautentzündung und bezeichnet in diesem Fall die Entzündung des sogenannten Weichgewebes. Sie ist vermutlich noch häufiger als eine Periimplantitis.

Von Kleister und Zementitis

Natürlich muss Zahnersatz vom Patienten gut gepflegt werden. Aber neuerdings wird in der Implantologie debattiert, ob nicht ein großer Teil der Periimplantitisfälle auf handwerkliche Fehler bei der Operation zurückzuführen sind. Solche sogenannten iatrogenen Fehler könnten in bis zu 70 Prozent der Fälle die Ursache für eine Periimplantitis sein – wenn etwa ein Zahnarzt ein Implantat in ein zu geringes Knochenangebot einsetzt. Regelmäßig komme es auch vor, berichten spezialisierte Chirurgen, die schwierige oder bereits vermurkste Fälle überwiesen bekommen, dass unerfahrene Zahnärzte auf eine zu weit herausstehende Schraube Knochenersatzmaterial kleistern, um sie zu verdecken. Das bildet jedoch keine Verbindung mit dem Titanimplantat. Auch ein Zementüberschuss im Zahnfleisch kann Entzündungen verursachen, manche Gutachter sprechen dann scherzhaft von »Zementitis«. Bereits beim Einsetzen des Implantats kann zudem der Knochen Schaden nehmen, wenn es beim Bohren zu einer Überhitzung kommt.

Und dann ist da noch die Kaukraft. Sie ist mit Implantaten viel höher als ohne, denn im Gegensatz zum echten Zahn registriert eine Titanschraube, auch wenn sie noch so gut eingewachsen ist, nicht mehr den Kaudruck des Patienten. Nur bei einem echten, vitalen Zahn funktioniert der Reflex, den Mund zu öffnen, wenn man zu fest zugebissen hat. Mindestens fünfmal höher sei die Kaukraft mit Implantaten, sagt der Kölner Forscher und Implantologe Hans-Joachim Nickenig. Damit steigt das Risiko für prothetische Komplikationen. Keramikfrakturen an Krone oder Brücke sind bei implantatgetragenem Zahnersatz viel höher als bei normalem Zahnersatz.

Patienten sollten sich also klarmachen, dass auch nach einer zunächst erfolgreichen Implantatversorgung Probleme auftreten können. Zahnärzte sollten das auch ganz deutlich ansprechen. Damit müssen sie energisch ankämpfen gegen das positive Bild, das sich durch intensive Werbung in den Köpfen festgesetzt hat: nämlich dass Implantate angeblich ein Leben lang halten. »Einen Implantatverlust können sich viele Patienten kaum vorstellen«, sagt Hans-Joachim Nickenig. »Viele meinen, Implantate seien besser als die eigenen Zähne. Aber es hängt von der Pflege ab, und deshalb muss man immer besprechen, warum die eigenen Zähne vorher verloren gegangen sind.« Patienten sollten nach dem Einsetzen eines Implantates also nicht glauben, nun müsse dort nichts mehr getan werden. Im Gegenteil: Implantate brauchen besonders viel Pflege.

Wege aus dem Rotlichtbezirk: Was muss passieren?

1. Risiko richtig ermitteln

Um auch für nichtspezialisierte Zahnärzte die Implantologie sicherer zu machen, hat der Kölner Privatdozent Hans-Joachim Nickenig mit Kollegen ein einfaches Ampelsystem entwickelt. Der sogenannte ABC-Risiko-Score ist eine Art fachlicher Checkliste, und Nickenig sieht darin eine wichtige Absicherung. Denn die Implantologie gleiche einem Pulverfass: Ähnlich wie in der ästhetischen Chirurgie ist es ein Wahleingriff für einen gesunden Patienten, der zudem meist eine konkrete Vorstellung und einen hohen Anspruch hat. »Es müssen also nicht nur manche Zahnärzte davon abgehalten werden, Implantate setzen zu wollen, sondern auch manche Patienten von ihrer Fixierung auf diese Lösung.«

Mit dem ABC-Score kann der Zahnarzt schon bei der Besprechung mit dem Patienten klären, ob ein geringes, ein mittleres oder ein hohes Risiko für Komplikationen vorliegt. Vorbild ist die internationale SAC-Klassifikation der Schwierigkeitsgrade in der Implantatbehandlung, aufgeteilt in Straightforward (Standardfall), Advanced (Fortgeschritten) und Complex (komplexer, also schwieriger Fall). Beim ABC-Score steht A für »always«, grün, also geringes Risiko. B steht für »between«, gelb, also mittleres Risiko. Und C steht für »complex«, orange, also hohes Risiko. Rot bedeutet, es sollte keine Implantattherapie gewählt werden. Die Analyse des Risikos erfolgt für Vorerkrankungen wie Diabetes oder Parodontitis genauso wie für die Zahnfleisch- und Knochensituation, die Mundhygiene und anatomische Risiken. Eine A-Einschätzung, also ein geringes Risiko für Komplikationen, ergibt sich nur, wenn alle Bereiche als grün eingestuft werden können. Schon wenn zwei von vier Bereichen mit gelb bewertet werden, gilt das Gesamtrisiko als mittelschwer. Mit diesem System, so Nickenigs Idee, kann auch ein recht unerfahrener Zahnarzt schon bei der Planung absehen, ob ein Patientenfall besser an einen Spezialisten überwiesen werden sollte. Der Bundesverband der implantologisch tätigen Zahnärzte in Europa (BDIZ EDI) stellte das System 2012 auf der Europäischen Konsensus-Konferenz vor. Durchgesetzt hat es sich noch nicht.

2. Aus- und Weiterbildung verbessern

Führende Implantologen plädieren für eine intensive Weiterbildung. »Konzeptionen zur Qualitätssicherung im Bereich der Aus- und Weiterbildung« seien von »fundamentaler Bedeutung«, befanden Frank Schwarz und Hendrik Terheyden vom Vorstand der DGI 2011. Das Problem: Für Ärzte und Zahnärzte ist zwar die Fortbildung Pflicht, aber ihre Form ist nicht festgelegt und die bestehenden Angebote sind unübersichtlich vielfältig. In der Implantologie haben die führenden Berufsverbände und Fachgesellschaften zwar eine Konsensus-Konferenz Implantologie ins Leben gerufen, die sich der Fortbildung und der Qualitätssicherung widmet. Aber jede Fortbildung vermittelt eher theoretisches als praktisches Wissen. Operieren kann man damit noch nicht. Und das wäre nach Ansicht von Experten aus dem Bereich der Mund-Kiefer-Gesichtschirurgie eine Mindestvoraussetzung.

Fazit: An die Regeln halten

»Implantate ersetzen keine Zähne, sondern nur fehlende Zähne.« Heißt: Zahnerhaltung geht vor. Das wird heutzutage auf DGI-Fortbildungen gelehrt, ebenso der Grundsatz, sich als Zahnarzt stets zu fragen, ob eine Implantatlösung tatsächlich die beste ist. Die deutliche Kritik an der mangelnden Wissenschaftlichkeit der Zahnmedizin trägt Früchte. Aber die neue Selbstkritik der Implantologie ist noch nicht in der breiten Öffentlichkeit angekommen. Dort beherrschen Implantate weiterhin die zahnmedizinische Werbung. Und solange Patienten nicht wissen, dass die Qualifikationen der Zahnärzte sehr unterschiedlich sind, Hersteller aber zugleich den Kreis der potenziellen Implantatträger gerne erweitern, wird es weiter Fälle mit Komplikationen geben. Führende Implantologen sagen nicht erst seit gestern, dass Fehler durch eine bessere Ausbildung reduziert werden könnten. Solange das nicht geschieht, müssen Patienten bei der Wahl eines Implantologen selbst darauf achten, wie gut er qualifiziert ist. Und das ist für Laien nahezu unmöglich.

Der Schritt der DGI zu einer Misserfolgsdebatte und zur Verwissenschaftlichung war wichtig, aber auch überfällig. Denn damit ist der Anstoß gegeben für eine breitere Diskussion über mangelnde Grundlagenforschung in der Implantologie, über das Fehlen von Langzeitstatistiken und über eine systematische Erforschung von Risiken und Misserfolgen. »Natürlich gibt es Implantate, die sehr lange halten«, sagt der Gutachter Wolfgang Kirchhoff, der Probleme so schonungslos thematisiert wie kaum ein anderer in der Zahnmedizin. »Aber die Zahnärzte dürfen nicht vorgeben, alles genau zu wissen. Die hohen Erfolgsquoten sind teilweise Hypothese, und eine seriöse Patientenaufklärung kann man damit nicht machen.« Im Studium lernen angehende Zahnärzte nur die Grundlagen der Implantatologie. Das Schraubenbohren ist aber eine spezialisierte, fachübergreifende Disziplin, die hohe Anforderungen stellt an Hygiene, Aufklärung, Beratung sowie an chirurgische und prothetische Fähigkeiten. Zudem besteht bei Implantaten eine große Gefahr der Übertherapie, und einiges, was verwendet und eingesetzt wird, ist nicht gut erforscht. »Wenn man sich an die Regeln hält«, sagt der Düsseldorfer Implantologe Martin Bonsmann, DGI-Vorsitzender in Nordrhein-Westfalen, »ist die Implantologie ein sicheres Verfahren.« Wenn halbseiden gearbeitet wird, bleibe ein Teil des Faches der »Rotlichtbezirk der Zahnmedizin«.

Tipps für Patienten

Patienten sollten bedenken, dass Implantate in der Regel eine mögliche, aber keine zwingende Lösung sind. Mediziner sprechen von einem Wahleingriff. Konventionell zahnprothetische Alternativen sind häufig risikoärmer und preiswerter. Unter anderem weil viele Patienten die Leistung aus einer Hand haben wollen, fühlen sich manche Zahnärzte zu operativen Eingriffen gedrängt. Vor allem komplexere Eingriffe wie etwa Knochenaufbauten und Operationen bei Risikopatienten stellen aber hohe Anforderungen an Sicherheit, OP-Ausstattung und das gesamte OP-Team. Zur Arbeitsteilung rät daher Professor Hendrik Terheyden, Arzt für Mund-, Kiefer- und Gesichtschirurgie: »Es ist ein Zeichen der Kompetenz, wenn ein Hauszahnarzt komplexe implantologische Eingriffe an einen Facharzt oder Fachzahnarzt überweist. Diese Kolleginnen und Kollegen können anspruchsvolle Teilschritte der Behandlung übernehmen – ein Teamansatz.« Vor jeder Therapie muss der Patient ausführlich beraten werden. Geplante Verfahren müssen ihm ausführlich beschrieben, mögliche Alternativen klar genannt werden. Patienten sollten sich auch das Implantatsystem und die Herstellerqualität erklären lassen. Der Zahnarzt muss sorgfältig beurteilen, ob diese Art der Therapie bei diesem Patienten angezeigt ist oder nicht (Indikation). Der Wunsch des Patienten allein ist nicht entscheidend. Wer Zahnimplantate trägt, muss zu einer peniblen häuslichen Mundhygiene mit Zahnseide und Zahnzwischenraumbürsten bereit sein und dazu, die Mundgesundheit mithilfe von regelmäßigen Kontrollen und (kostenpflichtigen) Zahnreinigungen überprüfen zu lassen. Zahnlücken müssen nicht sofort geschlossen werden. Dass Implantate durch ihre Verankerung im Kiefer den sonst bei Zahnlosigkeit üblichen Knochenabbau verhindern, ist zwar ein Hauptargument für eine Implantatversorgung und gegen eine schleimhautgetragene Prothese. Aber der Effekt, dass Implantate den Knochen erhalten, gilt vor allem für den zahnlosen Kiefer. Bei Einzelzahnlücken ist das nicht belegt.

Periimplantitis: Entzündungen des Weichgewebes um ein Implantat sollten möglichst frühzeitig erkannt und behandelt werden. Allerdings verursacht eine Periimplantitis keine akuten Schmerzen. Wenn am Implantat eine Blutung auftritt, sobald der Zahnarzt die Stelle mit einer Sonde abtastet, ist ein deutliches Verdachtsmoment gegeben. Für eine genaue Diagnose sollte dann ein Röntgenbild gemacht und mit der Aufnahme verglichen werden, die den Zeitpunkt zeigt, als die Suprakonstruktion eingegliedert wurde. Nach bisherigen Erkenntnissen kann eine Periimplantitis wohl nur im Anfangsstadium ohne einen chirurgischen Eingriff so effektiv behandelt werden, dass sie nicht weiter fortschreitet. Häufig kehrt die Entzündung zurück. Vermutlich kann ein chirurgischer Eingriff zu besseren Behandlungsergebnissen führen. Dafür muss jedoch das Zahnfleisch am Implantat aufgeschnitten und das entzündete Weichgewebe entfernt und danach wieder aufgebaut werden. Ein großer Aufwand, der nur nach einer ersten, nichtchirurgischen Therapie in Betracht gezogen werden sollte und nach derzeitigem Forschungsstand für bis zu vier Jahre gute Ergebnisse bringen kann.

Missstand 7: Grauzone Vorbeugung

Nicht jede Prophylaxe hat ihren Namen verdient

Martin V. geht regelmäßig zur Zahnreinigung. Diese Art der Vorsorge ist ihm wichtig. Und teuer: Genau 322,96 Euro berechnet sein Zahnarzt für drei Termine pro Jahr, früher sogar 456 Euro. Die Kosten übernimmt die private Krankenversicherung. Der Manager weiß den Nutzen zu schätzen: »Die Situation ist besser geworden.« Davon gehen auch viele andere Patienten aus, die regelmäßig eine professionelle Zahnreinigung in Anspruch nehmen.

Wenn es um Prophylaxe geht, also um Krankheitsvorbeugung, dann spielt die professionelle Zahnreinigung eine große Rolle. Aus Sicht der Bundeszahnärztekammer ist sie »ein wichtiger Pfeiler zahnmedizinischer Prävention« und ein etabliertes Instrument der Vorsorge beim Zahnarzt. Denn die bakteriellen Beläge auf den Zähnen sind die wichtigste Ursache für Karies und Parodontitis. Und weil auch jemand, der gründlich die Zähne und Zahnzwischenräume reinigt, zu Hause nicht alle Beläge entfernen kann, gilt eine regelmäßige Zahnreinigung beim Zahnarzt als wichtige Maßnahme. Das betrifft ganz besonders Patienten mit einem hohen Risiko für Karies und mit einem entzündeten Zahnhalteapparat.

Bereits 2003 ergab eine repräsentative Emnid-Umfrage im Auftrag von Colgate, dass 55 Prozent aller Befragten schon einmal eine professionelle

Zahnreinigung in Anspruch genommen haben. 2012 sah das noch besser aus: Nach einer Umfrage des Arztbewertungsportals »Jameda« gehen etwa drei Viertel der Deutschen zur professionellen Zahnreinigung – konkret waren es 72 Prozent von 1.384 Befragten. Für rund ein Fünftel der Befragten kommt eine professionelle Zahnreinigung zwar nicht infrage, meist vor allem wegen der hohen Kosten, aber nur vier Prozent dieser Gruppe halten diese zahnärztliche Zusatzleistung tatsächlich für unnötig.

Erfolgsmodell Zahnreinigung in der Kritik

Deshalb stört es die Zahnärzte, wenn ein so erfolgreiches Geschäftsmodell kritisch beäugt wird. Immer wieder steht die professionelle Zahnreinigung in der Diskussion. Mal wegen der Kosten, mal wegen der Wirkung. Eine PZR, wie Zahnärzte abgekürzt sagen, kann 50 Euro kosten oder auch 250 Euro. Ein großer Teil der Zahnärzte verlange zu viel, posaunt regelmäßig das Finanzportal »geld.de«, woraus »Bild«-online die Schlagzeile machte: »Jeder dritte Zahnarzt zockt bei Zahnreinigung ab«.

Aber auch Verbraucherschützer bemängeln die sehr schwankenden Kosten bei der professionellen Zahnreinigung. In einem »Marktcheck« bei 39 Zahnarztpraxen kam die Verbraucherzentrale Rheinland-Pfalz im Mai 2013 zu dem Ergebnis, dass das Säubern von 28 Zähnen je nach Abrechnungssatz weniger als 50 oder mehr als 150 Euro kostete. Patienten sollten sich erkundigen, rät die Verbraucherzentrale, welche Leistungen das Angebot genau umfasst, und bei ihrer Krankenkasse oder ihrem privaten Zahnzusatzversicherer nach einer Kostenübernahme fragen. Im Zweifel könnten Patienten sogar einen schriftlichen Kostenvoranschlag verlangen.

Noch höher schlugen die Wogen, als es um die Frage der Wirkung ging. Ende 2012 nahm der Spitzenverband der gesetzlichen Krankenkassen die Zahnreinigung in seinem sogenannten IGeL-Monitor unter die Lupe. Ergebnis: Die wissenschaftliche Nutzenbewertung der professionellen Zahnreinigung bei Erwachsenen ohne Parodontitis sei »unklar«. Das löste einen Sturm der Entrüstung unter Zahnärzten aus. Auch wenn es kein Negativvotum war – das Wort »unklar« reichte aus. Viele Zahnärzte fürchteten einen Imageschaden für diesen Prophylaxebestseller. Die Kassen argumentierten, man habe keine aussagekräftige Studie gefunden, die einen Nutzen der professionellen Zahnreinigung für gesunde Patienten belege.

Als »bewiesen« und »unverzichtbar« gilt dagegen vielen Zahnärzten der Nutzen der professionellen Zahnreinigung. Meist berufen sie sich auf die Ergebnisse einer Langzeitstudie aus Schweden. Per Axelsson untersuchte mit Kollegen der Universität Göteborg von 1974 bis 2004 die Wirkung guter Zahnpflege zu Hause, kombiniert mit einer Anleitung zur Mundhygiene und regelmäßiger professioneller Zahnreinigung. Nach sechs Jahren entwickelten sich bei der intensiv betreuten Gruppe (375 Probanden) durchschnittlich nur 0,2 neue kariöse Zahnflächen, in der Kontrollgruppe (180 Probanden) ohne PZR waren es 14. Insgesamt gab es am Ende weniger Karies, weniger parodontale Erkrankungen und weniger Zahnverluste.

Ein so langer Untersuchungszeitraum ist sehr selten und allein für sich schon positiv zu werten. Aber wegen aus heutiger Sicht methodischer Mängel wurde die Axelsson-Studie beim IGeL-Monitor nicht in die Bewertung aufgenommen. Der Medizinische Dienst des Spitzenverbandes der Krankenkassen (MDS), der mit dem IGeL-Monitor individuelle Gesundheitsleistungen auf den Prüfstand stellt, berücksichtigte nur Studien, die die höchsten wissenschaftlichen Ansprüche erfüllen. Das sind sogenannte randomisiert kontrollierte Studien, die die Probanden nach dem Zufallsprinzip einteilen und eine Kontrollgruppe haben. Bei der Untersuchung von Axelsson wurde die Kontrollgruppe nach sechs Jahren nicht fortgesetzt, die Patienten wurden nicht zufällig einer der beiden Studiengruppen zugeteilt, und die Auswahlkriterien für jede Gruppe blieben unklar.

Deshalb, so der MDS, sei nicht feststellbar, ob die beobachteten 30-Jahres-Ergebnisse auf die Zahnreinigung oder vielleicht auf die Probandenauswahl zurückzuführen waren. Und weil die Probanden nicht nur eine Zahnreinigung erhielten, sondern auch eine Anleitung zur Mundhygiene, könne laut MDS nicht geklärt werden, welche »Intervention den maßgeblichen Anteil zu den Ergebnissen beiträgt«. Per Axelsson hatte 2004 bei seiner Bilanz in einer Fachzeitschrift selbst betont, dass die Studie in einer einzelnen privatzahnärztlichen Praxis durchgeführt wurde und bei einem Vergleich mit Studien von höherem wissenschaftlichen Design Vorsicht geboten sei.

Die Bundeszahnärztekammer bleibt hingegen weiter von der Aussagekraft der Axelsson-Studie überzeugt – die Auflösung der Kontrollgruppe sei sogar ein Pluspunkt: »Die Erfolgsquoten der Teilnehmer waren so hoch, dass man den Patienten der Vergleichsgruppe die Maßnahmen nicht vorenthalten konnte«, sagt Vizepräsident Dietmar Oesterreich. Die Standesführung nennt die Ethik immer wieder als Argument: Wenn es Anhaltspunkte für eine Wirksamkeit gebe, sei es unethisch, in einer neuen Studie einer Kontrollgruppe diese Maßnahme vorzuenthalten. Andere halten das für ein vorgeschobenes Argument: Wissenschaftliche Belege müssten nach international üblichen Standards erbracht werden, sagt zum Beispiel der Marburger Gutachter Wolfgang Kirchhoff, ein sehr kritischer Geist in der Zahnmedizin. Also etwa in Studien mit umfangreichen Untersuchungsgruppen und entsprechenden Vergleichsgruppen. Die Aufregung über die Bewertung im IGel-Monitor sei vor allem deshalb so groß gewesen, weil die Zahnreinigung ein einträgliches Geschäft sei. Dass die PZR einen wesentlichen Einfluss auf die Lebensdauer der Zähne habe, sei aber nicht nachgewiesen.

Eine ebenfalls schwedische Studie von Anders Hugoson verglich ab 2003 drei Jahre lang die Wirkung verschiedener Präventionskonzepte bei 400 jungen schwedischen Erwachsenen. Es zeigten sich signifikante Verbesserungen auch in den Gruppen, die nur normale Untersuchungen und Anleitungen zur Mundhygiene erhalten hatten. Deutliche Unterschiede zur Gruppe mit Zahnreinigung gab es nicht – ein Beleg dafür, dass für Patienten mit gesundem Zahnfleisch eine wiederkehrende Anleitung zur richtigen Zahnpflege ausreichen kann, damit das Gebiss besser gepflegt wird und weniger Zahnfleischentzündungen auftreten. Den alleinigen Effekt einer PZR habe keine Studie untersucht, so das Fazit des IGeL-Monitors. Somit sei bislang nicht belegt, ob allein durch eine Zahnreinigung die Zähne länger erhalten bleiben und ob sie einem zahngesunden Patienten nützt.

Medizinisch sinnvoll oder nur besseres Zähneputzen?

Aber mehr als die Hälfte der Erwachsenen sind nicht zahngesund, sondern haben Parodontitis in mittlerer Ausprägung, also eine Entzündung nicht nur des Zahnfleisches, sondern des Gewebes und somit am Knochen, von dem die Zähne gehalten werden. Für solche Patienten gilt eine Zahnreinigung als wichtig. Allerdings nur dann, wenn sie keine oberflächliche Kosmetik ist, sondern gründlich gemacht wird. Wie genau die professionelle Zahnreinigung in den Praxen eigentlich abläuft und welches Personal dafür zuständig ist, darüber wisse man aber »bislang nicht genug«, sagt Gregor Bornes von der Unabhängigen Patientenberatung UPD. Parodontologen bestätigen diese kritische Haltung. »Ist die PZR nur Abzocke?«, fragte Ende 2013 der Würzburger Parodontologe Professor Ulrich Schlagenhauf auf einer Fortbildungsveranstaltung. Denn der Ablauf einer professionellen Zahnreinigung ist nicht verbindlich definiert, auch wenn sie Anfang 2012 im Rahmen der Neuordnung der Gebührenordnung für Zahnärzte (GOZ) als medizinisch notwendige Maßnahme aufgenommen wurde. Zwei Worte darin sind der Knackpunkt, nämlich das Entfernen der »supragingivalen/gingivalen« Beläge.

Denn medizinisch entscheidend sind die Beläge unterhalb des Zahnfleischsaumes, also subgingival. Supragingival dagegen bedeutet, dass bei der Zahnreinigung Beläge oberhalb (supra) des Zahnfleischsaumes (Gingiva bedeutet Zahnfleisch) entfernt werden. Das aber ist nur ein professionelles Zähneputzen. Unter dem Zahnfleisch, also »subgingival«, liegen die Bereiche, die man zu Hause weder mit Zahnbürste noch mit Zahnseide erreicht und in denen sich Bakterien gefährlich vermehren können. »Nur professionelle Reinigungen, die unter das Zahnfleisch reichen, haben eine präventive Wirkung auf die Entstehung und Entwicklung parodontaler Erkrankungen«, sagt Ulrich Schlagenhauf.

Eine ausschließlich supragingivale Zahnreinigung gleicht also eher einer Placebobehandlung. Nur eine gut gemachte professionelle Zahnreinigung ist medizinisch sinnvoll. Manche Zahnarztpraxen werben ungeniert mit dem kosmetischen Aspekt, mit schönen, sauberen Zähnen, einem strahlenden Lächeln und gewinnender Ausstrahlung. Die Frage, welchen Wert die professionelle Zahnreinigung hat, hängt somit von der Definition ab. In Deutschland herrsche »leider eine Begriffsverwirrung«, sagt Schlagenhauf: »Viele Patienten erhalten in den Zahnarztpraxen nur eine meist 15- bis 20-minütige Reinigung, die nicht unter das Zahnfleisch reicht und in der Regel von Assistenzkräften durchgeführt werden, denken aber, sie hätten mit dieser Maßnahme etwas für die Gesunderhaltung ihrer Zähne getan.«

Was kann die Helferin? Der deutsche Weg beim Personal

Die »Assistenzkräfte« in der Zahnarztpraxis sind unterschiedlich qualifiziert. Denn Zahnarzthelferin ist nicht gleich Zahnarzthelferin. Sie heißt auch gar nicht mehr so. Heute arbeiten beim Zahnarzt Zahnmedizinische Fachassistentinnen (ZMF) oder Zahnmedizinische Prophylaxeassistentinnen (ZMP) – je nach Fortbildungsumfang. Vor allem die ZMP soll zuständig sein für die professionelle Zahnreinigung. Eine Zahnmedizinische Verwaltungsassistentin (ZMV) oder eine Praxismanagerin (PM) hat sich in der Fortbildung auf die Praxisverwaltung spezialisiert. An der Spitze der medizinischen Fortbildung steht die Dentalhygienikerin (DH). Davon gibt es nur 350 in Deutschland – bei 44.000 Zahnarztpraxen und etwa 68.500 behandelnden Zahnärzten. Es kommt also eine Dentalhygienikerin auf knapp 200 Zahnärzte. Das Berufsbild der Dentalhygiene ist hierzulande nur wenig bekannt. Anders im Ausland: In den USA gibt es fast so viele Dentalhygienikerinnen wie Zahnärzte, und in Japan, Korea oder Kanada sind die »Dental Hygienists« sogar in der Überzahl. Und sie können in der Regel auch mehr als die deutsche Dentalhygienikerin. Denn statt nur eine Fortbildung zu sein, hat die Dentalhygiene in vielen Ländern einen hohen Stellenwert, ist ein eigenständiger Beruf, für den es Bachelor- oder Diplom-Studiengänge gibt.

Und eine Dentalhygienikerin, sagt Beate Gatermann, selbst Diplom-DH und Vorsitzende des Deutschen DentalhygienikerInnen Verbandes DDHV, wisse auch genau, wie man unterhalb des Zahnfleischs arbeitet. Die Bundeszahnärztekammer hat auf sieben Seiten auf Grundlage des Zahnheilkundegesetzes erläutert, welche Aufgaben der Zahnarzt an sei-

ne Zahnmedizinischen Fachangestellten delegieren darf – aber die Formulierung des entscheidenden Punktes bleibt schwammig: Zulässig sei
das Entfernen von »klinisch erreichbaren« Belägen unterhalb des Zahnfleischsaumes. Klinisch erreichbar ist für die Standesführung das, was
man sieht. Tiefere Reinigungen müsste folglich der Zahnarzt machen.
Genau das, kritisiert Beate Gatermann, geschehe aber nicht. »Solange es
keine Fachfrauen für die Dentalhygiene gibt, ist das alles Mumpitz. Zahnärzte kümmern sich zu wenig um die Mundhygiene. Dentalhygiene ist
ein Putzjob.«

Regeln für die PZR

Bei der Zahnreinigung kann man verschiedene Ausführungen unterscheiden: die reine Prophylaxemaßnahme, dann die Vorbehandlung bei einer geplanten Parodontalbehandlung und schließlich die
Erhaltungsmaßnahme bei einer unterstützenden Parodontitistherapie. Die PZR muss nicht vom Zahnarzt selbst durchgeführt werden,
er kann die Arbeit an entsprechend qualifizierte Mitarbeiter delegieren. Abgerechnet werden kann pro Zahn, pro Zeit oder pauschal.
Bei besonderen Schwierigkeiten kann der Zahnarzt die Gebühr mit
einem Steigerungssatz multiplizieren.

Nach Ansicht der Bundeszahnärztekammer übernimmt die Zahnmedizinische Prophylaxeassistentin (ZMP) die professionelle Zahnreinigung,
die Dentalhygienikerin kümmert sich um die Vor- und Nachbehandlung
bei Parodontitispatienten. Aber das kann alleine schon quantitativ nicht
klappen. 350 zur DH fortgebildete Assistenzkräfte wären damit zuständig
für knapp eine Million Patienten mit systematischer Parodontitistherapie.
2011 bestätigte eine Stichprobe der Stiftung Warentest, dass nicht immer
ein Profi am Werk ist. Für einen Bericht in der Ausgabe des »test«-Heftes
besuchten fünf Tester fünf Zahnarztpraxen – mit »alarmierendem Ergebnis«: Überall, so Stiftung Warentest, seien die Zahnzwischenräume unge-
reinigt geblieben, nirgends habe es ohne eigenes Nachfragen Tipps für die
Zahnpflege zu Hause gegeben, und in drei Praxen habe den Putzprofis die
formal nötige Qualifikation gefehlt. Nach der Behandlung waren die Zähne
zwar weitgehend von Zahnstein befreit, aber Plaque sei immer noch vor-

handen gewesen. Das heißt: Patienten sollten auf Qualität achten. Auch Ulrich Saxer, Fachzahnarzt für Parodontologie in Zürich und Mitbegründer
der Dentalhygieneausbildung in der Schweiz, kritisiert, dass eine gründli-
che Prophylaxe sich in Deutschland noch lange nicht überall durchgesetzt
habe. Patienten aber, das ist das Problem, bemerken von dem Unterschied
in der Regel nichts.

Die meisten Zahnärztekammern halten nichts davon, die Dentalhygiene
beruflich aufzuwerten. Teilweise wurde sogar versucht, die Einführung eines Studienganges »Bachelor DH« zu verhindern. Auch wenn die Berufs-
bezeichnung Dentalhygienikerin (DH) als Fortbildung schon 1992 in das
Zahnheilkundegesetz aufgenommen wurde, liegt Deutschland in diesem
Bereich qualitativ und quantitativ zurück. »Starke Defizite bei den Pro-
phylaxe-Personalkapazitäten« sieht der private Fortbildungsanbieter »pra-
xisDienste« von der Klett-Verlagsgruppe. Deutschland sei »international
Schlusslicht« (mehr dazu im Kapitel »Missstand 8«).

Ohnehin variieren die Fortbildungen von Kammergebiet zu Kammergebiet. Eine Fortbildung zur Dentalhygienikerin bieten nur vier von 17 Landeszahnärztekammern an. Allerdings bilden diese vier Kammern auch für
andere Bundesländer fort, Hamburg etwa für Mecklenburg-Vorpommern,
Bremen und Schleswig-Holstein. Der Aufwand für die DH-Fortbildung,
so die Bundeszahnärztekammer als Spitzenorganisation, sei hoch und die
Zahl der Anmeldungen reiche nicht aus, um überall Kurse einzurichten.
Die Bundeszahnärztekammer verweist auf 15.000 Zahnmedizinische Prophylaxeassistentinnen, die für die normale Prophylaxe zuständig seien,
und steht auf dem Standpunkt, die Dentalhygiene müsse eingebettet bleiben in die Zahnarztpraxis. »Der Zahnarzt hat die Gesamtverantwortung«,
sagt Vizepräsident Dietmar Oesterreich. Doch auch dieses Personal dürfte
vermutlich nicht reichen, um die stark nachgefragte Zahnreinigung bei allen Patienten fachgerecht durchzuführen. Genau sagen lässt sich das nicht,
weil die professionelle Zahnreinigung eine Privatleistung ist und deshalb
nicht erfasst wird, wie viele davon in Deutschland jährlich gemacht werden.

> **Richtig sauber sind die Zähne nur kurz**
> Selbst nach der gründlichsten Zahnreinigung sind die Zähne nur wenige Stunden lang sauber. Nach zwei Stunden sind die ersten Bakterien wieder da, nach ein paar Tagen hat sich bereits wieder ein fester Belag, der sogenannte Biofilm, gebildet. Und spätestens nach einigen Wochen sind die Bakterien erneut so zahlreich, dass sie eine Zahnfleischentzündung auslösen können.

Zahnreinigung gehört in ein richtiges Praxiskonzept

Bei der PZR muss also weder das teuerste noch das billigste Angebot das beste sein. Entscheidend sind Sorgfalt und Qualifikation des Personals. Zudem sollte die Zahnreinigung keine singuläre Maßnahme sein, sondern Teil eines umfangreichen Vorsorgekonzeptes. »Prophylaxe ist mehr als PZR«, sagt Lutz Laurisch, Zahnarzt und Präventionsfortbilder aus Nordrhein-Westfalen. Zur Prophylaxe gehörten eine professionelle Betreuung und Beratung, eine Reinigung unterhalb des Zahnfleischsaumes, in Zwischenräumen und Zahnfleischtaschen. Am Anfang stehe ein Mundhygiene- und Ernährungskonzept, damit der Patient eventuelle Schwachstellen seiner Mundhygiene und Ernährung erkennen und selbst beheben kann. Ablauf und Umfang der Prophylaxe sind individuell, hängen von Anzahl und Engstand der Zähne ab, von bereits bestehendem Zahnersatz, vom Ernährungs- und Hygieneverhalten sowie von der Menge und Zusammensetzung des Speichels. All das müsste ein Zahnarzt von Anfang an gründlich prüfen, betont Laurisch, der im November 2013 beim Deutschen Zahnärztetag für seine Verdienste um die wissenschaftliche Weiterentwicklung von Konzepten zur Prophylaxe und Prävention oraler Erkrankungen ausgezeichnet wurde. Dass dies die Zahngesundheit fördert, dafür, sagt Laurisch, »gibt es sehr wohl wissenschaftliche Belege«. So hieß es auch in einer Antwort des Bundesgesundheitsministeriums auf eine Kleine Anfrage der Grünen, es gebe Hinweise, dass eine professionelle Zahnreinigung »nur in Kombination mit weiteren Maßnahmen effektiv« sei.

Die Prophylaxe ist also ein Gesamtkonzept, ohne das jede zahnärztliche Arbeit gegen Karies oder Parodontitis zum Scheitern verurteilt ist. Dies ist jedoch noch längst nicht in allen Zahnarztpraxen angekommen. Zwar steigt in Umfragen unter Zahnärzten der Stellenwert der Prävention, als Gründe geben aber viele Zahnärzte nicht in erster Linie medizinische Punkte an, sondern die zunehmende Nachfrage der Patienten, den Imagegewinn für die Praxis und finanzielle Gewinne. Auch wenn eine ursachenbezogene Therapie zu mehr Berufszufriedenheit führe, seien Punkte wie Ernährungsberatung oder die Risikobewertung oraler Erkrankungen insgesamt in Zahnarztpraxen »nach wie vor unterentwickelt«, so das Ergebnis einer Doktorarbeit zur Erwachsenenprophylaxe.

Ziel sollte es sein, bei Patienten mit vorhandenen Schäden möglichst viele Zähne zu erhalten und bei den jüngeren Patienten die meist gesunden Zähne weiter vor Schäden zu schützen. Präventiv orientierte Zahnärzte gehen dabei so schonend wie möglich vor und bohren am Zahn erst herum, wenn es sich nicht vermeiden lässt. Mediziner sprechen von einem nichtinvasiven und einem minimalinvasiven Vorgehen. Je länger das Innerste des Zahns, die Pulpa mit Bindegewebe, Lymphgefäßen und Nerven, unangetastet bleibt, desto größer sind die Chancen für eine langfristige Zahnerhaltung. Die Chancen, Präventionskonzepte umzusetzen, sind eigentlich vielversprechend, denn mit etwa 75 Prozent geht ein großer Teil der Erwachsenen regelmäßig zumindest zur Kontrolle zum Zahnarzt. Damit liegt der Ball im Feld der Zahnärzte, diese Chance zu nutzen.

Gesunde Zähne: Spitzenzahlen mit Einschränkungen

Zähneputzen ist von Nutzen, weil die Zähne sonst verschmutzen. So sagt es selbst das gefräßige Sams im Kinderbuchklassiker von Paul Maar. Viele Kinder und Erwachsene wissen das auch. Das Bewusstsein für Zahngesundheit ist gestiegen, und im Gegensatz zu früheren Jahren wird viel mehr Wert auf Zahnpflege und Krankheitsvorbeugung gelegt als früher. Es gibt Veranstaltungen dazu in Schulen und Kindergärten mit dem offiziellen Namen »Gruppenprophylaxe«, es gibt den »Tag der Zahngesundheit« im September. Für Erwachsene sind Kontrolluntersuchungen (zweimal pro

Jahr) und Zahnsteinentfernung (einmal pro Jahr) kostenlos. Dazu gibt es das Bonusheft, mit dem der Zahnarztbesuch dokumentiert und von der Kasse honoriert wird. All das und vor allem die Fluoridierung der Zähne, der Zahnpasta und des Speisesalzes haben dazu beigetragen, dass die Menschen in Deutschland heutzutage gesündere Zähne haben als früher.

Gerne betont die Zahnärzteschaft, dass man sich in diesem Bereich einen Spitzenplatz in Europa erarbeitet hat. Und die Zahlen sind auch wirklich eindrucksvoll, vor allem bei den Zwölfjährigen. Diese Gruppe hat im Durchschnitt nur 0,7 kariöse, gefüllte oder fehlende Zähne. Ende der Achtzigerjahre erreichten die Zwölfjährigen in Deutschland noch einen Schnitt von 6,2. Damit ist der Kariesbefall innerhalb von zehn Jahren um mehr als 60 Prozent gesunken, mehr als jedes zweite Kind dieser Altersklasse hat überhaupt keine Karies. Das ist die Poleposition in Europa. Die zwölfjährigen Kinder in Schweden, in der Schweiz und in den Niederlanden folgen mit durchschnittlich 0,8 kariösen, gefüllten oder fehlenden Zähnen. Allerdings stammen die bundesweiten Zahlen von 2005. Auch wenn sie von neueren regionalen Studien gestützt werden, wird das hohe Niveau vermutlich nur zu halten sein, wenn die Prophylaxe zu Hause, in den Praxen und in Schulen und Kindergärten nicht nachlässt. Die nächste große Mundgesundheitsstudie wird zeigen, ob es rauf- oder runtergeht.

Die Deutschen Mundgesundheitsstudien

Grundlage für die meisten dieser Daten sind die sogenannten Deutschen Mundgesundheitsstudien (DMS). Alle acht Jahre erfasst das Institut der Deutschen Zahnärzte (IDZ) damit im Auftrag der Kassenzahnärztlichen Bundesvereinigung und der Bundeszahnärztekammer repräsentativ die Entwicklung der Mundgesundheit in Deutschland. 2005 wurden mehr als 4.500 Personen aus allen sozialen Schichten und Altersgruppen befragt und zahnmedizinisch untersucht. Die fünfte Deutsche Mundgesundheitsstudie, die DMS V, wurde 2013 begonnen. Von Oktober 2013 bis Juni 2014 werden 4.000 Personen per Zufallsauswahl aus Einwohnermeldeämtern deutschlandweit ausgewählt. Auch sie werden befragt und zahnmedizinisch untersucht. Finanziert wird die Studie von Bundeszahnärztekammer und Kassenzahnärztlicher Bundesvereinigung.

Auch bei den mittleren Erwachsenen (35 bis 44 Jahre) und bei den Senioren (65 bis 74 Jahre) haben sich die Werte verbessert, allerdings nicht so schnell wie bei den Kindern. Die Zahl der gezogenen Zähne sank zwischen 1991 und 2009 um fast 20 Prozent, die Zahl der abgerechneten Füllungen im gleichen Zeitraum um 35 Prozent. Die Kassenzahnärztliche Bundesvereinigung (KZBV) sieht darin einen »Beleg für den Erfolg der präventionsorientierten Zahnmedizin in Deutschland«. Ob der Zustand der verbliebenen Zähne allerdings »1a« ist, darüber sagt diese Statistik nichts aus. Zudem gibt es allein bei den gesetzlich Krankenversicherten immer noch rund 56 Millionen Kariesfälle und mehr als 13 Millionen gezogene Zähne (Extraktionen) pro Jahr. Ein Drittel der Senioren, so ergab eine Studie des Würzburger Parodontologen Ulrich Schlagenhauf, ist weiterhin mindestens in einem Kiefer völlig zahnlos.

Bei den Kindern gibt es ebenfalls noch Verbesserungsbedarf, besonders bei den Klein- und Kindergartenkindern. Denn fast jeder zweite Erstklässler hat an Karies erkrankte Milchzähne. Die Karieslast sinkt bei den Sechsjährigen eher langsam, denn es gibt immer noch viele Kinder unter drei Jahren, die sehr schlechte Zähne haben. Die reiche Industrienation Deutschland weist eine soziale Ungleichheit bei der Mundgesundheit auf. Ein großer Teil der Kinder und Jugendlichen hat keine oder kaum Karies, und ein kleiner Teil hat besonders viel Karies. Meist sind davon Kinder aus sozial schwachen Schichten betroffen.

Das alles zeigt: Zahngesundheit ist kein Selbstläufer. Aber Karies ist eine vermeidbare Krankheit, deshalb führt an Prophylaxe kein Weg vorbei. Schon im Jahr 2000 forderte der Sachverständigenrat in einem Gutachten zur Zahnmedizin, dass Leistungen der Diagnostik, Planung und Beratung in der präventionsorientierten Zahnheilkunde einen höheren Stellenwert erhalten müssten. Das ist bis heute nicht in einem zufriedenstellenden Umfang geschehen.

Mit den Eigenen beißt man besser

Warum sind eigene Zähne eigentlich so wichtig, wenn die »moderne« Zahnmedizin heute doch fast alles wiederherstellen kann? Die Antwort ist einfach: Keine Restauration kommt an einen natürlichen Zahn heran. Kein Implantat der Welt kann dieses empfindliche und doch so effektive und eigentlich so fest verankerte Wunderwerk der Natur originalgetreu abbilden. Und keine Füllung und kein Zahnersatz hält ein Leben lang. Alle Restaurationen müssen dauerhaft betreut und von Zeit zu Zeit ersetzt werden. Prävention ist also das Beste für das Original.

Fazit

Wer eine professionelle Zahnreinigung in Anspruch nimmt, sollte ruhig nachfragen, was genau dabei von wem gemacht wird. Sinnvoll ist eine professionelle Zahnreinigung nur, wenn sie von gut ausgebildetem Personal gemacht wird. Dazu gehört es, auch den Bereich unter dem Zahnfleischrand zu säubern.

Die Durchleuchtung der professionellen Zahnreinigung im IGeL-Monitor war ein weiterer Weckruf für die Zahnmedizin, wissenschaftsorientierter zu arbeiten. Die Studienbewertung war transparent. Jeder Zahnarzt konnte sich die ausgewählten Studien und die Begründung für ihre Verwendung oder eben Nichtverwendung ansehen. Allerdings werfen die Eigeninteressen der Beteiligten im Gesundheitssystem auch ab und an Schatten auf die Wahrheit. Denn den Krankenkassen kann es durchaus nutzen, öffentlichkeitswirksam Front gegen die Zahnärzte zu machen. Mit einem schlechten Ergebnis im IGeL-Monitor könnten sie mögliche Forderungen nach einer Kostenübernahme für die Zahnreinigung zurückweisen. Andererseits scheren sich einige Krankenkassen offenbar nicht um die wissenschaftlichen Zweifel, da sie ganz gezielt die Kosten für eine Zahnreinigung übernehmen – als Marketinginstrument.

Nötig sind nun eine exakte allgemeingültige Definition der professionellen Zahnreinigung und eine Öffnung für den internationalen Standard der Dentalhygieneausbildung – also eine Einrichtung von Studiengängen. Der Bedarf an qualifiziertem Prophylaxepersonal steigt stetig – wegen des wachsenden Gesundheitsbewusstseins, der Zunahme von Parodontalerkrankungen und des steigenden Anteils älterer Menschen in Deutschland. Ausgebaut werden sollte auf jeden Fall die Gruppenprophylaxe in Schulen und Kindergarten. Sie ist im Sozialgesetzbuch verankert und ein kostengünstiges und effektives Präventionsinstrument.

Mehr Prophylaxepersonal kostet zwar Geld, bringt aber vermutlich auch etwas ein. Denn es könnte die Kosteneffektivität steigern. Seit Jahren ist die Ausgabenentwicklung der Zahnmedizin im Gesundheitswesen zwar so moderat wie in keinem anderen Sektor, aber für die zahnmedizinische Versorgung gab Deutschland 2009 noch mehr volkswirtschaftliche Ressourcen aus als jedes andere Land. Länder mit einem ähnlichen oder sogar besseren Zahngesundheitsniveau erreichen dies mit weniger Ausgaben. Wichtiger als die Ausweitung zahnärztlicher Leistungen, sagt der Versorgungsforscher und Arzneimittelexperte Gerd Glaeske von der Universität Bremen, sei eine bessere Qualifikation (zahn)medizinischer Hilfsberufe. Denn Bildung und Gesundheitserziehung ist nach Ansicht von Glaeske viel wichtiger für die Zahngesundheit als die Arbeit der Zahnärzte. Die trügen mit ihrer direkten therapeutischen Intervention nach seiner Ansicht nur einen Anteil von etwa drei Prozent zur Zahngesundheit bei. Glaeske stützt sich auf die Erkenntnis, dass Menschen mit hohem Sozialstatus im Schnitt zehn Jahre länger leben als Personen mit einem niedrigen Status. Bildung und das entsprechende Lebensumfeld seien deshalb die eigentlich entscheidenden Einflussgrößen für Gesundheit.

Tipps zur Mundhygiene

Womit putzen?
Die Zahnbürste sollte einen eher kleinen Bürstenkopf haben mit gerundeten, weichen Kunststoffborsten. Mindestens 150 Sorten Zahnpasta sind in Deutschland auf dem Markt, nicht wenige davon werben mit vollmundigen Versprechungen. Sie sollen helfen gegen Karies, empfindliche Zahnhälse oder bieten sogar künstlichen Zahnschmelz.

Was hilft wirklich und worauf sollte man achten? Für Zahnmediziner ist ein Punkt klar: »Wichtig ist, dass die Zahnpasta Fluorid enthält«, sagt Professor Stefan Zimmer von der Uni Witten-Herdecke, Vorsitzender der gemeinnützigen »Aktion zahnfreundlich«. Darüber hinaus gibt es Zahnpasten, die je nach Zusammensetzung desensibilisierend, antimikrobiell, remineralisierend, gegen Mundgeruch oder Zahnstein und als Weißmacher wirken. Zahnpasten für weißere Zähne funktionieren mit sogenannter Abrasivität. Dieses »Schmirgeln« kann zwar Verfärbungen beseitigen, aber auch den Zahnschmelz schädigen. Erkennbar ist die Stärke am RDA-Wert (Relative Dentin-Abrasivität). Der RDA-Wert sollte möglichst niedrig sein, also bei etwa 30 liegen.

Für Zahnpasta mit Zusatzfunktionen wie »Antizahnsteinwirkstoff« gilt: Bereits bestehender Zahnstein wird auch mit solchen Spezialzahnpasten nicht entfernt. Sie können kurzfristig die Neubildung hemmen bei Menschen, die zu schneller Zahnsteinnachbildung neigen.

Zahnpasten für empfindliche Zahnhälse verschließen mithilfe spezieller Mineralverbindungen offene Dentinkanälchen, damit die Zähne weniger schmerzempfindlich sind.

Zahnpasten mit antimikrobiellen Substanzen helfen beispielsweise bei Zahnfleischbluten oder Mundgeruch, der in aller Regel durch bakteriellen Belag auf der Zunge verursacht wird. Letzterer lässt sich aber auch effektiv mit einem Zungenreiniger entfernen.

Von den Mundspüllösungen zu unterscheiden ist das Mundwasserkonzentrat, das lediglich dem frischen Atem dient, während Mundspüllösungen bei der Prävention von Krankheiten eingesetzt werden, wie zum Beispiel bei Gingivitis und Karies. Grundsätzlich können Mundspüllösungen, die für den täglichen Gebrauch vorgesehen sind, die Mundhygiene optimieren, aber sie sind kein Ersatz für die mechanische Reinigung.

Bei Kindern mit hohem Kariesrisiko, also bei schlechter Mundhygiene und häufigem Zuckerkonsum (auch in Getränken), reicht eine fluoridierte Kinderzahnpasta allein nicht aus, um vor Karies zu schützen. Wer zu Hause Fluoridtabletten verwendet, sollte auf fluoridiertes Speisesalz verzichten und Kindern bis zur Vollendung des dritten Lebensjahres fluoridfreie Zahnpasta geben.

Wie putzen?

Mechanisch die Beläge zu entfernen ist das A und O. Für Kinder gibt es die KAI-Putztechnik – Kauflächen, Außenseiten, Innenseiten. Nicht mehr aktuell ist die Regel für Erwachsene, wie beim Fegen »auszuwischen« oder »von Rot nach Weiß« zu putzen. Experten raten zur Bass-Technik, benannt nach einem amerikanischen Zahnarzt, der schon nach dem Zweiten Weltkrieg erkannte, dass die subgingivalen Beläge die wirklich gefährlichen sind. Bei der Bass-Technik werden die Borsten schräg im Winkel von etwa 45 Grad zum Zahnfleisch gerichtet und berühren Zahnfleisch und Zahnoberfläche. Dann rüttelt man mit kleinen Bewegungen hin und her. Das sorgt für eine Säuberung auch in der Furche zwischen Zahn und Zahnfleisch und zudem für eine Massage, die die Durchblutung fördert. Wichtig: mit wenig Druck putzen, nicht fest »schrubben«.

Wer dafür abends zu müde ist, kann sich einer elektrischen Zahnbürste anvertrauen. In Studien haben sich hier leichte Vorteile gezeigt. Auch hier sind weiche Borsten vorzuziehen. Grundsätzlich entscheidend ist, überhaupt regelmäßig zu putzen und stets nach einem gleichen Schema vorzugehen.

Entscheidend für die Vermeidung von Karies und Paradontitis ist die Reinigung der Zahnzwischenräume. Fragen Sie Ihren Zahnarzt, welche Art von Zahnseide oder Zahnzwischenraumbürsten führ Ihre Zähne infrage kommen.

Zahnpasta übrigens nicht gründlich mit Wasser ausspülen. Besser vorher den Mund ausspülen und nach dem Zähneputzen die Zahnpasta nur ausspucken, damit die Fluoride länger einwirken können.

Missstand 8: Alarmstufe Rot beim Zahnfleisch

Parodontitis wird oft nicht erkannt und nicht immer richtig behandelt

Die Frau, die zu Sebastian Becher in die Praxis kam, hatte viele neue Kronen und ein neues Implantat im Unterkiefer. Sie hatte sich preisgünstig in Osteuropa behandeln lassen, doch gelohnt hat es sich nicht. Sie kam als neue Patientin mit Schmerzen in die Düsseldorfer Praxis für Kieferchirurgie, und Sebastian Becher sah im Mund und auf dem Röntgenbild einen starken Zahnfleischrückgang sowie einen immensen Knochenabbau. Kein Zahn hatte mehr Halt, und um das Implantat herum hatte sich eine regelrechte Mulde gebildet. »Das wurde im Prinzip nur von der Prothetik zusammengehalten«, sagt Becher. Denn die Frau, Mitte 60, hatte eine schwere Parodontitis. In solche Entzündungen Zahnersatz und gar ein Implantat einzusetzen ist fahrlässig. Mit einem solchen Fehler verliert ein Zahnarzt auch vor Gericht, denn es ist verbindlich festgelegt, dass eine Karies oder Parodontitis vor einer Versorgung mit Zahnersatz behandelt werden muss.

Ein Jahr hatte die Frau den Zahnersatz erst im Mund, da musste Becher alle Zähne, Kronen und das Implantat entfernen. »Es war alles locker und nicht mehr sinnvoll zu erhalten«, sagt der Düsseldorfer Fachzahnarzt für Parodontologie. Ein Fall, der jeden Zahnarzt frustriert, der seine Arbeit ernst nimmt. Denn auch bei einer schweren Parodontitis kann man viele Zähne retten. Man muss es nur richtig machen.

Parodontitis ist eine Volkskrankheit. Millionen Menschen in Deutschland haben einen entzündeten Zahnhalteapparat, Parodont genannt. Also nicht nur entzündetes Zahnfleisch, sondern eine Entzündung, die auf den Knochen übergreift und auf die Gewebestrukturen, die den Zahn fest an seiner vorgesehenen Stelle halten (»Zahnbett«). Wie viele Menschen genau betroffen sind, ist nicht ganz eindeutig zu sagen, denn die Berechnungsgrundlagen sind nicht immer einheitlich. Allgemein gehen Experten davon aus, dass es in Deutschland etwa 20 Millionen Patienten mit behandlungsbedürftigen Parodontalerkrankungen gibt, davon etwa acht Millionen schwere Fälle, also mindestens zehn Prozent der Bevölkerung. Aber nur ein kleiner Teil davon wird umfassend behandelt, nämlich weniger als eine Million.

Seit Jahren gilt die Parodontitis als eines der größten Probleme in der Zahnheilkunde, da man weiß, dass viele Menschen betroffen sind, dass ihre Zahl steigen wird und Parodontitis bei Menschen ab 45 Jahren der häufigste Grund für Zahnverlust ist. Und trotzdem ist die Versorgung nicht gut. Noch vor einigen Jahrzehnten zitierten selbst Zahnärzte den heute etwas zynisch klingenden Satz: »Die Parodontitis geht mit dem letzten Zahn.« Heute weiß man, dass diese Entzündung des Zahnbettes behandelbar ist, heute weiß man, dass parodontal geschädigte Zähne gerettet und erhalten werden können – und zwar zumindest so lange, wie nach heutigen Maßstäben auch Brücken und Implantate halten.

Der Aufwand ist allerdings hoch. Und die Zahl der darauf spezialisierten Zahnärzte reicht bei Weitem nicht aus, um alle betroffenen Patienten zu behandeln. Nur etwa 300 Fachzahnärzte für Parodontologie gibt es in Deutschland, dafür aber gut 3.000 Fachzahnärzte für Kieferorthopädie. Auch die Zahl der Assistentinnen mit Fachwissen für Parodontalbehandlungen ist zu gering, um den Bedarf zu decken. Und in der zahnmedizinischen Universitätsausbildung führt die Parodontologie ein Schattendasein.

Parodontologen kritisieren, dass bei etlichen Patienten die Parodontitis nicht früh genug erkannt, nicht ausreichend beachtet und nicht konsequent therapiert wird. Nur in 14 von 100 Behandlungsfällen wird der Parodontale Screening-Index abgerechnet, eine Früherkennungsuntersuchung, die seit 2004 von den gesetzlichen Krankenkassen bezahlt wird, aber bei Patienten noch weitgehend unbekannt ist. Das Honorar für den Zahnarzt ist mit knapp zehn Euro bescheiden. Insgesamt gaben die gesetzlichen Krankenkassen für kieferorthopädische Behandlungen mehr als doppelt so viel aus wie für die systematische Parodontalbehandlung.

Fachzahnärzte ärgern sich immer wieder, wie spät manche Patienten an sie überwiesen werden. Teilweise mit einer sehr weit fortgeschrittenen Parodontitis, obwohl anhand der Behandlungen mit Röntgenbildern, Füllungen oder Zahnersatz klar ersichtlich ist, dass diese Patienten jahrelang regelmäßig beim Zahnarzt waren.

Viele Parodontitisfälle werden überhaupt nicht behandelt, und wenn eine Parodontitis behandelt wird, gehören viele Behandlungsbestandteile nicht zum Leistungskatalog der gesetzlichen Krankenkassen. Patienten bekommen zwar die eigentliche, antiinfektive Parodontitistherapie bezahlt, aber die parodontale Vorbehandlung und die anschließende Erhaltungstherapie sind Privatleistungen. Teilweise gilt das, je nach Umfang, auch für die chirurgische Behandlung, wenn also für die Parodontitistherapie das Zahnfleisch aufgeschnitten werden muss. Vor allem Nachsorge und Kontrolle sind aber »der Schlüssel zum Erfolg«, sagt der Düsseldorfer Parodontologe Sebastian Becher. Von dieser »unterstützenden Parodontitistherapie«, kurz UPT genannt, hängt auch nach Ansicht von Professor Peter Eickholz, Präsident der parodontologischen Fachgesellschaft DGParo, es »ganz wesentlich ab«, ob die Zähne langfristig erhalten werden können. In mehreren Studien wurde das untersucht. Der Knochen- und Zahnverlust erhöht sich deutlich ohne ein langfristiges Therapiekonzept. Aber nur etwa ein Drittel der Patienten nimmt erfolgreich an einer unterstützenden Parodontitistherapie teil. Denn weil die Vor- und Nachbehandlungen in der Regel mehrere Hundert Euro kosten, werden sie nicht von allen Patienten wahrgenommen. Damit steht die Effektivität vieler Behandlungen infrage.

Parodontitistherapie
Bei einer systematischen Parodontitistherapie wird die Ursache der
Entzündung beseitigt. Dafür müssen vor allem Zahnfleischtaschen
gereinigt werden, weil sie die Nischen bilden, in denen sich die Bakterien vermehren. Die bakteriellen Beläge und festen Konkremente
unter dem Zahnfleischrand müssen entfernt werden. Das kann in
geschlossener oder in offener, also chirurgischer Behandlung geschehen, meist unter örtlicher Betäubung. Bei einer unterstützenden
Parodontitistherapie im Anschluss an die Akutbehandlung werden
die Zähne bei jedem Termin gründlich untersucht und von Belägen
gereinigt. Zudem werden die Taschen kontrolliert und gegebenenfalls gereinigt, die Zähne poliert und fluoridiert und der Patient erneut für die eigene Mitarbeit motiviert. Diese Therapie sollte stets
etwa eine Stunde dauern und je nach Schweregrad alle drei bis sechs
Monate stattfinden.

Der Leistungskatalog der gesetzlichen Krankenkassen ermöglicht also keine parodontologische Behandlung nach dem aktuellen Stand und müsste
überarbeitet werden. Weil allerdings vermutlich eine komplette Kostenübernahme nicht finanzierbar wäre, wird derzeit über neue Modelle verhandelt. Dass der Patient selbst auch finanziell in die Pflicht genommen
wird, wird sicherlich so bleiben, nur der Umfang steht zur Verhandlung.
Ohnehin ist die Mitarbeit des Patienten von entscheidender Bedeutung.
Der langfristige Erfolg hängt hauptsächlich von der guten Nachsorge in der
Praxis (Recall-System) und der Mundhygiene zu Hause ab.

Allerdings merken viele Menschen noch nicht einmal, dass sie betroffen
sind, denn eine Parodontitis verläuft in Schüben und verursacht gerade im
Anfangsstadium keine Schmerzen. Die Warnzeichen sind jedoch gut zu
erkennen: Gerötetes Zahnfleisch gehört dazu, Mundgeruch, Zahnfleischbluten, zurückgehendes Zahnfleisch (lange Zahnhälse) und eventuell sogar eitriger Ausfluss aus Zahnfleischtaschen. Die Bakterien, die dafür verantwortlich sind, können nicht nur Zähne und Kieferknochen schädigen,
sondern auch die Allgemeingesundheit. Das Risiko für Arteriosklerose und
für Herzinfarkt kann sich erhöhen. Schon 2008 hatte das Institut der Deut-

schen Zahnärzte (IDZ) die Ergebnisse einer repräsentativen Befragung veröffentlicht, die zeigten, dass viele Menschen nur wenig wissen über die Entstehung und die Folgen einer Parodontitis. Fast 70 Prozent der Bevölkerung nannten ohne vorgegebene Antwortmöglichkeiten die unzureichende Mundhygiene nicht als Risikofaktor, und mehr als 60 Prozent konnten spontan keine Folgerisiken der Krankheit benennen. Deshalb, so das IDZ, bestehe ein »umfassender Informations- und Aufklärungsbedarf«.

Gefahr für Diabetiker

Parodontitis und Diabetes stehen in einer Wechselbeziehung. Diabetiker haben ein zwei- bis dreifach erhöhtes Risiko für Parodontitis – umgekehrt hat die Entzündung direkten Einfluss auf die Blutzuckerwerte. Deshalb gehöre die Verhütung und Behandlung von Parodontitis in die Chronikerprogramme für Diabetiker, fordert die Deutsche Gesellschaft für Parodontologie. Diabetiker hätten ein doppelt so hohes Risiko für Zahnverlust im Vergleich zu Stoffwechselgesunden.

Mögliche Fehler beim Screening

Viele Experten gehen von einer deutlichen Unterversorgung in der Parodontologie aus, bei aller Luxussanierung, die in Deutschland sonst möglich ist. Zwar steigt die Zahl der abgerechneten Parodontalbehandlungen stetig. Waren es 1995 nur 668.900, registrierte die KZBV im Jahr 2011 mehr als 971.000 gesetzlich abgerechnete Parodontalbehandlungen. Aber auch diese Zahl liegt deutlich unter den geschätzten acht Millionen Betroffenen mit einer behandlungsbedürftigen schweren Parodontitis. Um mehr Parodontitis-Fälle zu behandeln, müssen sie erst einmal richtig erkannt werden. Oft ist sie aber ein Zufallsbefund. Das heißt, sie wird erst entdeckt, wenn aus anderem Anlass behandelt wird, und dann kann sie schon fortgeschritten sein. Und die Früherkennungsuntersuchung, der »Parodontale Screening-Index«, muss vom Zahnarzt nicht nur überhaupt angewendet werden, er muss auch richtig angewendet werden. Sonst sind falsche Schlussfolgerungen möglich.

Taschentiefe und Zahnfleischanhaftung

Wichtig für die Einschätzung einer Parodontitis und ihres Schwere-grades ist nicht nur die Tiefe der Zahnfleischtaschen, sondern auch die Anhaftung des Zahnfleischs an den Knochen sowie natürlich die Anzahl der erkrankten Stellen. Entscheidend für den Schwere-grad sind die Tiefe der Taschen und der Attachmentverlust. Denn der Knochenabbau, den die Bakterien bei einer Parodontitis verur-sachen, zeigt sich nicht allein durch besonders tiefe Zahnfleischta-schen. Sie können sogar recht gering ausgeprägt sein, obwohl bereits Knochenabbauprozesse abgelaufen sind. Deshalb ist für Parodonto-logen die Zahnfleischanhaftung so wichtig. Ein Attachmentverlust und ein Knochenabbau weisen darauf hin, dass eine Parodontitis bereits in einem aktiven Schub Gewebe zerstört hat. Fatal, denn das ist das Stützgewebe für den Zahn.

Der Parodontale Screening-Index, kurz PSI, wurde als Kassenleistung auch deshalb eingeführt, um bei Patienten und Zahnärzten das Bewusstsein für eine Früherkennung zu fördern und zu vermeiden, dass schwere Fälle über-sehen werden. Der Zahnarzt prüft mit einer speziellen Parodontalsonde das Zahnfleisch auf vorhandene Zahnfleischtaschen. Dafür wird das Gebiss in sechs Teile unterteilt, pro Bereich zählt der höchste Wert. Der PSI liefert Ergebnisse in fünf Stufen, von Code 0 (gesund) bis Code 4 (schwere Form der Parodontitis). Wird zu wenig Druck ausgeübt, kann es passieren, dass trotz einer vorhandenen Entzündung das Zahnfleisch nicht blutet (falsch negativer Test). Wird zu viel Druck ausgeübt, besteht das Risiko, trotz eines nicht entzündeten Zahnfleischs durch die Gewebsverletzung Blutungen zu provozieren (falsch positive Ergebnisse). Als Richtwert gilt ein Druck von etwa 20 Milligramm. In anderen Ländern macht das in der Regel eine Dentalhygienikerin, die diese Arbeit als Beruf gelernt hat. In Deutschland werde der PSI oft von weniger qualifizierten Helferinnen gemessen, kriti-sieren Experten. Zudem muss der Zahnarzt die Entzündung oberhalb des Zahnfleischsaumes von der Entzündung unterhalb des Saumes unterschei-den können. Den PSI richtig zu deuten sei nicht ganz einfach, sagt Ulrich Saxer, Parodontologieprofessor aus der Schweiz und dortiger Vorreiter der Dentalhygiene. Und wichtig ist nicht nur ein einmaliges Screening. Zahn-

ärzte sollten ein Konzept haben, wie sie nach der Erhebung des PSI vorgehen. Der Patient muss davon überzeugt werden, dass seine Mitarbeit ganz
wichtig ist und dass engmaschige Kontrolluntersuchungen nötig sind. Es ist
nicht damit getan, sich einmal unter lokaler Betäubung die tiefen Taschen
reinigen zu lassen. »Die Freundschaft mit einem Parodontologen«, sagt der
Würzburger Professor Ulrich Schlagenhauf, »ist eine lebenslange.« Denn
Parodontitis ist in der Regel eine chronische Krankheit.

Das Mauerblümchen Parodontologie

Warum werden parodontale Erkrankungen bislang nicht ausreichend behandelt? Obwohl man weiß, dass sie bei schweren Verläufen trotz eines großen Aufwandes kaum rückgängig zu machen sind, und obwohl man immer
mehr über die Auswirkungen auf den gesamten Organismus versteht? Die
Gründe sind vielfältig. Zum einen ist es der niedrige Stellenwert der Parodontologie im Studium, dessen Approbationsordnung aus dem Jahr 1955
stammt. Wer sich als Zahnarzt intensiv mit Parodontologie befassen möchte, muss sich postgraduell, also nach dem Abschluss, fortbilden – aus eigener Initiative und selbst finanziert. Zwar gehört die Parodontologie im Studium zu den fünf Kernfächern (neben Zahnerhaltung, Zahnersatz, Chirurgie und Kieferorthopädie), aber nach Ansicht der Fachgesellschaft reicht
die Wissensvermittlung nicht aus. Nur fünf bis sechs Prozent der klinischen
Ausbildungszeit entfielen auf die Parodontologie, kritisiert Peter Eickholz,
Professor für Parodontologie in Frankfurt und Präsident der Deutschen
Gesellschaft für Parodontologie, die operative Therapie werde gar nicht
vertieft. Das Wissen eines Zahnarztes sei also vergleichbar mit dem eines
Hausarztes, der schwierige Fälle an den Facharzt überweisen sollte.

Die Art der Therapie hängt oft vom Arbeitsschwerpunkt des Zahnarztes
ab, nicht nur in der Parodontologie. Aber hier kann das eben Zahnverlust
bedeuten. Der Schweizer Parodontologe Andrea Mombelli stellte deshalb
eine »goldene Regel« für Patienten auf: »Wollen Sie Ihre Zähne behalten,
lassen Sie sich von einem Zahnarzt behandeln, der Spaß an der Parodontologie hat.« Lag etwa ein starker Zahnfleischrückgang vor, stimmten
56 Prozent der befragten Zahnärzte dafür, den Zahn zu ziehen. Die relative

Wahrscheinlichkeit, die Zähne nicht zu ziehen, war 2,8-mal so hoch, wenn der Zahnarzt ein Parodontologe war. Was früher als nicht erhaltungswürdig galt, kann heute oft gerettet werden. Über eine seiner Patientinnen hat Wolfgang Westermann, Fachzahnarzt für Parodontologie, schon auf Vorträgen berichtet: Die Dame wurde 1928 geboren und kam 1978 zum ersten Mal in seine Praxis. »Damals hätte man mit guten Gründen schon alle Zähne ziehen können. Aber wir haben es geschafft, sie alle zu erhalten. Mit 85 Jahren hat die Patientin noch alle die Zähne im Mund, mit denen sie vor 35 Jahren zu uns kam.«

Wird ein sauberer Zahn nicht krank?

»Du musst deinen Feind kennen, um ihn besiegen zu können«, sagte der chinesische Stratege und Philosoph Sunzi schon vor zweieinhalbtausend Jahren. Doch das ist nicht so einfach. Denn der Mensch hat viele verschiedene Bakterien im Mund. Etwa 700 unterschiedliche Arten sind es, schätzen die Experten, aber nur einige davon, vermutlich elf, sind die Parodontitisbösewichte, sind also besonders »parodontalpathogen«, wie es in der Fachsprache heißt. Kommen diese stark krankheitserregenden Keime in den Zahnfleischtaschen vor, ist das Risiko, an einer Parodontitis zu erkranken, sehr hoch. Deshalb sprechen Forscher von sogenannten Markerkeimen. Kann man sie identifizieren, dann kann man das Krankheitsrisiko besser einschätzen, so die Hoffnung.

Deshalb wird an zuverlässigen, schnellen und sicheren Bakterientests geforscht. Doch noch versteht man die Bakteriengemeinschaft nicht gut genug. Nur einzelne Bakterienarten zu analysieren reicht offenbar nicht, denn eine Parodontitis wird, das ergab eine Studie der Universität Münster, nicht von einzelnen Bakterienarten ausgelöst. Um zu verstehen, ob und weshalb eine Behandlung wirkt, müsse man alle Mikroorganismen im Mundraum erfassen und beobachten.

Vor allem sind Ursache und Wirkung nicht so naheliegend, wie man immer dachte: Wer gut die Zähne putzt, schützt sich vor Zahnfleischentzündung, also Gingivitis, und vor Zahnbettentzündung, also Parodontitis. »Ein sauberer Zahn wird nicht krank« war jahrelang das Leitmotiv der Zahn-heilkunde. Doch das ist in dieser Absolutheit eigentlich nicht mehr auf-rechtzuerhalten. Erwiesenermaßen führt zwar eine bakterielle Plaque nach etwa zwei bis drei Wochen zu einer entzündlichen Reaktion im Zahnfleisch (Gingivitis), aber nicht jede Gingivitis muss in eine Parodontitis über-gehen. Und das heißt eben auch, dass eine Parodontitis nicht nur durch eine mangelnde Mundhygiene entsteht. So wie es Menschen gibt, die viel Zucker essen und trotzdem keinen Diabetes entwickeln, gibt es auch Men-schen, die sich nicht gut die Zähne putzen und trotzdem wenig bakterielle Beläge haben. Parodontalerkrankungen werden von vielen Faktoren beein-flusst, die individuelle Stärke des Immunsystems spielt eine entscheidende Rolle. Der Krankheitsverlauf wird auch von der Abwehrkraft des Patienten bestimmt – und die wiederum wird beeinflusst durch genetische Faktoren, Allgemeinerkrankungen und Lebensgewohnheiten.

Ulrich Schlagenhauf von der Universität Würzburg vergleicht es mit Stei-nen in einem See: »Sie können die Algen von den Steinen putzen, aber wenn die eigentliche Ursache für die Algen das Phosphat im Wasser ist, dann werden Sie das Problem allein mit Putzen nicht lösen. Dann kom-men die Algen wieder.« Das bedeutet: Wer schwer krank ist, ein schwa-ches Immunsystem hat oder wer raucht, sich ungesund ernährt oder Stress hat, kann das Parodontitisrisiko nicht wegputzen. Auch erbliche Faktoren können eine Rolle spielen. »Mit einer konsequenten Plaquekontrolle«, sagt Ulrich Schlagenhauf, also mit gründlichem Zähneputzen plus professionel-ler Zahnreinigung, habe man eine Parodontitis im Griff. »Sie entsteht aber nicht allein durch eine mangelhafte Mundhygiene.«

Das Zähneputzen ist natürlich trotzdem wichtig. Bakterielle Biofilme sind ein deutlicher Risikofaktor für die Mundgesundheit, aber eben nicht der einzige.

Wer ist der richtige Spezialist?

In der Zahnmedizin gibt es solche und solche Spezialisten. Ein »Tätigkeits-schwerpunkt Parodontologie« auf dem Praxisschild sagt oft nicht viel über die Qualität aus, denn teilweise reicht für die Anmeldung eines Tätigkeitsschwerpunktes bei der Zahnärztekammer eine einfache eigene Einschätzung. Auch deshalb führte die Deutsche Gesellschaft für Parodontologie (DGParo) 1992 eine eigene Weiterbildung ein, die der Qualifikation zum Fachzahnarzt entspricht. Drei Jahre lang muss ein Zahnarzt sich in Vollzeit Fachkenntnisse über das Zahnfleisch und den Zahnhalteapparat aneignen, nach einer Abschlussprüfung darf er sich dann »DGParo-Spezialist für Parodontologie« nennen. Das ist eine geschützte Bezeichnung. Etwa 200 Zahnärzte haben diese Weiterbildung bislang abgeschlossen.

Ähnlich wie in der Implantologie gibt es zudem den »Master of Science für Parodontologie« – eine berufsbegleitende universitäre Weiterbildung, die aber aus Sicht der Fachzahnärzte die Kriterien nicht im vollen Umfang erfüllt. Die unterste Stufe der Fortbildung ist das »Curriculum Parodontologie«, eine Fortbildung über mehrere Wochenenden, die von der DG-Paro, aber auch von Kammern und von privaten Instituten angeboten wird. »Spezialist für Parodontologie« ohne den Zusatz »DG-Paro« kann sich übrigens jeder Zahnarzt nennen – einfach so.

Hans Jörg Staehle, Professor für Zahnerhaltung in Heidelberg, ist deutlich unzufrieden mit dem niedrigen Stellenwert der Parodontologie: Das Fach habe eine unumstritten hohe Bedeutung, aber bei dem Bemühen, eine »angemessene Position innerhalb der zahnmedizinischen Strukturen zu finden, in der Vergangenheit häufig das Nachsehen« gehabt. An diesem Beispiel lasse sich »besonders gut aufzeigen, wie sehr die Entscheidungen in Deutschland von Willkür sowie von politischen Erwägungen abhängig waren und sind«. Ein Bezirk im Westen der Republik, die Zahnärztekammer Westfalen-Lippe, bietet seit 1983 als einziger die Weiterbildung zum Fachzahnarzt für Parodontologie an. Für Hans Jörg Staehle eine »Oase in der Wüste«. Weil die Frage, ob der Berufsstand mehr Fachzahnärzte braucht, sehr umstritten ist, beäugen laut Staehle Standesvertreter anderer Kammern »dieses vielversprechende Experiment bis heute mit großem Missfallen«.

Seit 30 Jahren gibt es nirgendwo sonst in Deutschland die Möglichkeit, Fachzahnarzt für Parodontologie zu werden. Das Problem: Die (zahn)ärztliche Berufsausübung ist Ländersache, somit ist Deutschland auch zahnmedizinisch sehr föderalistisch. 17 Landeszahnärztekammern erlassen als Körperschaften des öffentlichen Rechts die Berufs- und Weiterbildungsordnung. Die übergeordnete Bundeszahnärztekammer ist nur ein eingetragener Verein und gegenüber den Länderkammern nicht weisungsbefugt. Diese regionale Zersplitterung der Zahnärzteschaft hat das System kompliziert und uneinheitlich gemacht, nicht nur in der Fort- und Weiterbildung.

Die Zahnärztekammer Westfalen-Lippe setzt sich nicht nur für sonst unerwünschte weitere Fachzahnärzte ein, sondern auch für eine Aufwertung der Dentalhygiene. Die ist in Deutschland, anders als in anderen Ländern, kein Beruf, sondern eine Fortbildung für zahnärztliche Assistentinnen. Gegen den Versuch, in Münster einen Bachelor-Studiengang für Dentalhygiene zu etablieren, traten 2011 andere Kammern übel auf die Bremse: Die Zahnärztekammer Rheinland-Pfalz stellte in der Bundesversammlung der Bundeszahnärztekammer den Antrag, sich nicht an der Einführung eines Studienganges »Bachelor DH« zu beteiligen. Begründung: »Oberstes Primat« im gesamten Bereich der zahnmedizinischen Assistenzberufe müsse es grundsätzlich sein, »eine Selbstständigkeit der Absolventinnen sowie Substitution von zahnärztlichen Leistungen« zu verhindern. Da führte wohl die Angst vor Konkurrenz und um das eigene Prestige die Feder. Allerdings wäre ein Bachelor-Studiengang überhaupt keine Gefahr für die in Dentalhygiene fortgebildeten Assistenzkräfte. Es sind in Deutschland so viele Menschen mit Parodontitis zu behandeln, dass vermutlich noch lange Zeit zu wenig Fachpersonal dafür vorhanden ist. Die Kammer lebe damit im ewig Gestrigen, kommentierte der Deutsche DentalhgienikerInnen Verband.

In Westfalen-Lippe hielt man fest am Bachelor-Projekt. Im Mai 2013 beschloss die Kammerversammlung, man befürworte die akademische Ausbildung und verfolge die Gründung des Studiengangs weiter, zusammen mit der Universität Münster. Der Zeitpunkt für den Beginn war Ende 2013 noch offen, aber Anfragen kamen bereits vor jeder Konkretisierung »laufend«, sagt Seminarleiterin Dorothee Neuhoff, auch eine Diplom-Dentalhygienikerin. Bei einer Umsetzung wäre der Abschluss international anerkannt.

Praxis für Dentalhygiene – es gibt nur eine einzige

Für manche Zahnarzthelferin ist sie eine Heldin, für manchen Zahnarzt geht ihr Engagement zu weit. Beate Gatermann ist eine Doppel-Diplom-Dentalhygienikerin und damit ein Unikat in der Branche. Sie führt eine Praxis für Dentalhygiene – die erste und bislang einzige in Deutschland. In anderen Ländern ist das üblich, aber in Deutschland hatte es das noch nie gegeben. Beate Gatermann klagte gegen die Landeshauptstadt München, die ihr den Betrieb der Praxis untersagt hatte. 2006 einigten sich beide Seiten in einem Vergleich. Obwohl das Gericht feststellte, dass Beate Gatermann mit ihrer Ausbildung in der Lage ist, Dentalhygiene »zehnmal besser« auszuführen »als die Zahnärzte«, und dass sie »eine der besten Ausbildungen hat«, darf sie die Praxis nur unter Auflagen betreiben. »Alle dem Zahnarzt vorbehaltenen Tätigkeiten« sind ihr untersagt. Sie muss ihre Patienten über diese Beschränkung informieren.

Etwa 100 Diplom-Dentalhygienikerinnen gibt es in Deutschland, die aber alle ihren Titel im Ausland erworben haben. Beate Gatermann, Tochter eines Ulmer Zahnarztes, machte schon 1974 ihr Diplom in den USA, später noch eines in der Schweiz. Diplom-DHs, wie man in der Branche gerne abkürzt, kümmern sich um das Zahnfleisch, vor allem um Zahnfleischtaschen. Diese bilden sich durch Bakterien, die sich am Zahnfleischsaum festsetzen. Wenn das Zahnfleisch zurückgeht, können sich in den Lücken (Taschen) Bakterien vermehren, die das Zahnfleisch und den ganzen Körper mit giftigen Abbauprodukten in Alarmbereitschaft versetzen. Der Patient kann die Entwicklung allein nicht mehr stoppen, denn keine Zahnbürste und keine Zahnseide kommt in eine Zahnfleischtasche tief genug hinein. Wenn die Bakterien sich bis zum Knochen vorarbeiten, droht Zahnverlust.

Doch Deutschland ist auf dem Gebiet nicht sonderlich fortschrittlich. Es gibt nur etwa fünf Lehrstühle für Parodontologie, obwohl man an 33 Universitätsstandorten Zahnmedizin studieren kann. Auf 200 behandelnde Zahnärzte kommt lediglich eine DH. In anderen Ländern wie USA, Japan oder Schweden liegt die Zahl mit 100, 79 bzw. 39 DHs pro 100 behandelnden Zahnärzten wesentlich höher. Deutschland bilde in Quantität und Qualifikation das Schlusslicht, befindet der private Anbieter »praxis-

Dienste«, der zur Klett-Verlagsgruppe gehört und im Herbst 2013 in Köln den ersten deutschen Studiengang »Bachelor of Science Dental Hygiene« einrichtete. Die »praxisHochschule für Gesundheit und Soziales« ist eine private Universität, neben Bewerbern mit Hochschulabschluss sind auch Zahnmedizinische Fachangestellte mit dreijähriger Berufserfahrung zugelassen. Eine kleine Revolution.

Denn aus Sicht der Kammern sollte die Dentalhygiene eine »Aufstiegsfortbildung« bleiben. Die deutsche DH, also die ohne Diplom, bilde »die Spitze der zahnärztlichen Assistenzberufe«. Die Bundeszahnärztekammer, die den Einsatzrahmen für das zahnärztliche Assistenzpersonal beschrieben hat, betont weiterhin, die Mundgesundheit sei in den Ländern mit anderer Dentalhygieneausbildung nicht besser als in Deutschland. Im Zentrum stehe der Zahnarzt, der laut Zahnheilkundegesetz Tätigkeiten an dafür qualifiziertes Personal delegieren kann. Man sehe nicht, dass eine Dentalhygienikerin mit einem Bachelor-Abschluss besser sein solle als eine Zahnarzthelferin mit Dentalhygienefortbildung.

Beate Gatermann hat über solche Debatten schon graue Haare bekommen. Für sie steht der Patient im Mittelpunkt, der nicht von weniger qualifizierten Assistentinnen behandelt werden sollte. »Ich bin nicht der Meinung, dass die fortgebildeten DHs wirklich Parodontitistherapien machen können. Dafür sind sie einfach nicht gut genug ausgebildet.« Und das Delegieren an zahnärztliches Personal sei in anderen Ländern nur in viel beschränkterem Maß möglich als in Deutschland.

Im Ausland teils mehr Dentalhygieniker als Zahnärzte

In Dänemark gibt es 1.650 »Dental Hygienists« und nur 4.500 Zahnärzte. Die Schweiz hat aktuell 5.500 Zahnärzte und 2.200 Diplom-DHs – bei nur acht Millionen Einwohnern. In beiden Ländern werden pro Jahr mehr DHs als Zahnärzte ausgebildet. In Finnland ist das Verhältnis 1:2 (2.100 Dentalhygienikerinnen und 4.200 Zahnärzte), in den USA fast 1:1 (150.000 Dentalhygienikerinnen und 186.000 Zahnärzte). Japan hat sogar mehr Dentalhygienikerinnen als Zahnärzte, in Korea sind die Dentalhygienikerinnen deutlich in der Mehrheit: Mehr als 56.800 »dental hygienists« stehen nur gut

27.600 Zahnärzten gegenüber. Ähnlich sieht es in Kanada aus. Die Zahl der Dentalhygienikerinnen wurde dort von 2004 bis 2011 um gut 50 Prozent gesteigert, die Zahl der Zahnärzte im gleichen Zeitraum nur um 13 Prozent. Ergebnis: 26.800 DHs stehen nun 20.700 Zahnärzten gegenüber.

Schon 2005 hatte sich der Wissenschaftsrat für die Dentalhygiene als Beruf ausgesprochen: Dass der Heilberufcharakter von Dentalhygienikerinnen »immer wieder angezweifelt« werde, sei »nicht nachzuvollziehen«. Aufgrund der hohen Verbreitung von Parodontalerkrankungen könnten die erforderlichen Behandlungen »von Zahnmedizinern allein nicht geleistet werden«. Eine Einführung der Dentalhygiene als eigener Ausbildungsberuf würde nach Ansicht des Gremiums die Zahnärzte entlasten und die Prävention verbessern – sei aber gescheitert am Widerstand der Zahnärztekammern und am Kompetenzgerangel zwischen Bund und Ländern, da die Regelung der Heilberufe Ländersache ist. Als Vorbild nannte der Wissenschaftsrat die Niederlande: Dort ist der Heilberuf des Dentalhygienikers seit über 40 Jahren anerkannt. Weil es auch um eine Angleichung der Berufs- und Studienabschlüsse in Europa geht, erneuerte der Wissenschaftsrat 2012 seine Aufforderung, die bisherige Fortbildung durch universitäre Qualifikationen zu ergänzen.

Win-win-Situation statt Futterneid

Was für Patienten mehr Behandlungsqualität bedeuten kann und für Beschäftigte im Dentalbusiness bessere Beschäftigungs- und Verdienstmöglichkeiten, fürchten die Standesvertreter weiterhin. Motto: Wer sich regelmäßig bei Dentalhygienikern Zähne und Zahnfleisch säubern lässt, muss seltener zum Zahnarzt. Dabei, sagt Beate Gatermann, ist es umgekehrt. Eben weil sie die Zähne sehr gründlich untersuche, finde sie bei etwa jedem zweiten Patienten einen Grund, ihn zum Zahnarzt zu schicken. »Deshalb wissen ja viele gute Zahnärzte, was sie an uns haben«, sagt Gatermann, die schon 1989 zusammen mit sechs anderen Diplom-DHs den »Deutschen DentalhygienikerInnen Verband« (DDHV) gegründet hat. Statt »Futterneid« also eine Art Win-win-Situation. Der Zahnarzt habe nicht weniger Arbeit durch professionelle DHs. Vielmehr seien bei den Patienten bis ins höhere Alter Reparaturen anstelle von Prothesen möglich. Auch als »Zahnarzt light«, wie die Zahnärzteschaft es schon mal nennt, sehen sich die Dentalhygienikerinnen keineswegs. Leistungen aus der Zahnmedizin wolle man gar nicht übernehmen. »Wir nehmen Zahnärzten nichts weg. Unsere Arbeit ist eine Ergänzung«, sagt Beate Gatermann. Dentalhygienikerinnen seien »vollauf beschäftigt mit der Arbeit, die sie bereits jetzt machen dürfen und die eigentlich nicht im Zahnheilkundegesetz festgelegt ist«. Das, meint Gatermann, könne man in einem eigenen Leistungskatalog ganz einfach festlegen.

Fazit

Auch wenn die Angaben über ihre Verbreitung schwanken: Die Parodontitiszahlen steigen, und eine deutliche Reduzierung, wie sie in den für 2020 gesteckten Mundgesundheitszielen formuliert war, scheint derzeit nicht in Sicht. Auch wenn eine Akuttherapie nicht für alle Parodontitispatienten nötig wäre – mehr als die bislang knapp eine Million systematischer Therapien braucht man ganz sicher.

Und trotzdem: Das Wort »Dentalhygiene« hört man in Deutschland selten. Den Beruf dazu kennt man kaum. Im Ausland ist das anders. Die deutsche Zahnärzteschaft muss sich vorwerfen lassen, in der Dentalhygiene bislang keinen Anschluss an die internationale Entwicklung gefunden zu haben. Seit Jahren wird das Bestreben, diese Arbeit beruflich aufzuwerten, torpediert. Kann man es sich wirklich leisten, bei einer konstatierten Unterversorgung einer Volkskrankheit berufspolitische Gefechte auszutragen? Die Kammern wehren sich gegen Ausbau und Professionalisierung der Dentalhygiene, gegen die Akademisierung der Gesundheitsassistenzberufe in der Zahnmedizin. Kammer-DH versus Bachelor-DH: Auch wenn die Zahnärztekammern sich auf das Zahnheilkundegesetz berufen und argumentieren, mehr als bisher eine Kammer-DH dürfe auch eine Bachelor-DH nicht, erweckt es doch den Eindruck eines traditionell verhafteten, leicht patriarchalischen Berufsstandes, der seine Kompetenz nicht von Assistenz-

kräften infrage gestellt sehen will. Dabei zeigt das Engagement der Zahnärztekammer Westfalen-Lippe, das Weiterentwicklungen im bestehenden
Rechtsrahmen möglich sind. Mit einem Bachelor-Angebot erweitert sich
das Personal, das für diesen Beruf infrage kommt. Bislang ist es für das Be-
rufsziel Dentalhygiene nötig, zunächst Zahnarzthelferin zu werden. Diese
Anstellung ist allein schon wegen der geringen Bezahlung für einige nicht
sehr attraktiv, vor allem für Bewerber mit höherem Schulabschluss. Mit einer Akademisierung der Dentalhygiene ließen sich das Fachwissen vertie-
fen und die Attraktivität des Berufes steigern.

Tipps für Patienten

Eine Parodontitis entsteht durch Bakterien, die sich unterhalb des Zahnfleischsaumes einnisten. Die Ursachen sind vielfältig, meist wirken mehrere als Verstärker zusammen, vor allem mangelnde Mundhygiene und ungesunde Ernährung, aber auch Stress oder Schwächen im Immunsystem. Die
Therapie ist langwierig und kann nur dann Erfolg haben, wenn Patienten
selbst zu einer guten Mundhygiene bereit sind. Vor allem das Rauchen stei-
gert das Risiko für eine schwere Parodontitis. Um die Krankheit zu vermeiden oder ihr Fortschreiten aufzuhalten, ist es zudem wichtig, zuhause
täglich die Zahnzwischenräume zu reinigen.

Der Parodontale Screening-Index wird als Früherkennung für gesetzlich
Versicherte von den Kassen bezahlt, allerdings nur einmal in zwei Jahren.
Eine Parodontitistherapie muss bei der Krankenkasse beantragt werden.
Welche der aufgeführten Maßnahmen im Einzelfall übernommen werden,
können Sie bei Ihrer Krankenkasse erfragen. Die Behandlung von Zähnen
mit Zahnfleischtaschen von weniger als 3,5 Millimeter oder von Zähnen
mit einem Knochenabbau über 75 Prozent müssen Patienten selbst bezahlen.

Missstand 9: Übertriebenes Ideal vom geraden Gebiss

Nicht jedes Kind braucht eine Zahnspange

Alexander hatte eigentlich ganz schöne Zähne. Minimale Abweichungen vielleicht von der Norm, die heutzutage vielen als Idealbild gilt. Der Junge aus Rheinland-Pfalz sollte trotzdem eine Zahnspange bekommen. Sein Kieferorthopäde hatte eine sogenannte Kontaktpunktabweichung von mehr als drei Millimetern diagnostiziert, was den Fall zur Kassenleistung machte. Die Krankenkasse genehmigte die Behandlung auch tatsächlich. Kosten: fast 3.000 Euro. Zusätzlich legte der Kieferorthopäde Alexanders Eltern einen privaten Zusatzkostenplan vor – über noch einmal fast 3.000 Euro.

Das erschien den Eltern zu hoch. Sie suchten eine andere Praxis auf, um die Diagnose überprüfen zu lassen. Sie gingen zu Henning Madsen, der ihnen empfahl, auf eine kieferorthopädische Behandlung komplett zu verzichten. Madsen, Kieferorthopäde aus Ludwigshafen, bildet selbst Zahnärzte zu Kieferorthopäden aus und legt Wert auf eine Zahnmedizin, die sich auf wissenschaftliche Belege stützt. Damit hat er sich gerade in der Kieferorthopädie nicht immer Freunde gemacht. Als er im Jahr 2010 Alexander untersuchte, befand er, »dass die größte Kontaktpunktabweichung zwischen den oberen Schneidezähnen 1,7 Millimeter betrug, also keineswegs drei Millimeter«. Ein Messfehler oder ein Grenzwert sei auszuschließen. Die Diagnose des ersten Kieferorthopäden zielte offenbar auf reine Geldschneiderei ab. Die Abweichung vom Idealzustand sei nicht nur sehr

geringfügig ausgeprägt gewesen, sagt Madsen. Für die Planung sei der Junge auch noch zu jung gewesen: »Selbst wenn der Befund korrekt gewesen
wäre, hätte nach den Regelungen der gesetzlichen Krankenversicherung
in dieser Phase des Wechselgebisses noch keine kieferorthopädische Behandlung begonnen werden dürfen, weil dies aufgrund erhöhter Dauer
unwirtschaftlich ist.« Alexander war 2010 zwar schon 13 Jahre alt, aber als
»Spätzahner« habe seine Gebissentwicklung eher der eines Neunjährigen
entsprochen.

Solch ein offensichtlich unehrliches Verhalten ist die Ausnahme. Doch der
Fall macht grundsätzliche Schwächen deutlich. Die Diagnose, die Alexanders Eltern 3.000 Euro gekostet hätte, ist eine der häufigsten Befunde in
der Kieferorthopäde: die Kontaktpunktabweichungen von benachbarten
Frontzähnen. Sie werden nach der sogenannten kieferorthopädischen Indikationsgruppe (KIG E) eingestuft und sind bis drei Millimeter Abweichung
Privatleistung (KIG E 1 und 2), ab drei Millimetern Abweichung zahlt die
gesetzliche Krankenkasse (KIG E 3, 4 und 5). Dabei regeln sich manche
Fehlstellungen von allein: »Viele kieferorthopädische Befunde tendieren zu
spontaner Besserung im Lauf des Zahnwechsels, sodass Abwarten oft die
klügste Strategie ist«, sagt Henning Madsen. Das zeigte sich auch bei Alexanders Zähnen. Madsen riet von einer Behandlung ab, die Eltern stimmten
erleichtert zu. Der Junge kommt einmal im Jahr in die Praxis. »Das Gebiss
entwickelt sich auch ohne professionelle Hilfe gut, und wir werden die Sache voraussichtlich ohne weitere Kosten abschließen.«

Kasse zahlt nach Einstufung
Kieferorthopäden befassen sich mit Verhütung und Korrektur von
Fehlstellungen der Kiefer und der Zähne. Eine kieferorthopädische Behandlung wird bis zum 18. Lebensjahr von den gesetzlichen
Krankenkassen übernommen, wenn Beißen, Kauen, Sprechen oder
Atmen durch die Fehlstellung erheblich beeinträchtigt sind oder
beeinträchtigt zu werden drohen. Das gilt für die Schweregrade 3,
4 und 5 der 2002 eingeführten »Kieferorthopädischen Indikationsgruppen« (KIG). Wer leichtere Fehlstellungen korrigieren lassen
möchte, muss bei einer Einstufung in KIG 1 und 2 die Kosten komplett selbst tragen.

Aber auch ab Stufe 3 und unabhängig von der Art der Versorgung müssen Eltern zunächst einen Teil der Kosten selbst zahlen - nämlich 20 Prozent der Behandlungskosten beim ersten Kind, bei weiteren Kindern zehn Prozent. Nur wenn die Behandlung erfolgreich abgeschlossen wird (was der Kieferorthopäde bestätigen muss), erstattet die Krankenkasse dieses Geld zurück. Bei Erwachsenen zahlt die Krankenkasse nur bei schweren Kieferanomalien, die operativ behoben werden müssen. Auch hier gilt der Eigenanteil von 20 Prozent, der später erstattet wird.

Etwa 60 Prozent aller Kinder und Jugendlichen in Deutschland tragen eine Spange. Für den Berufsverband der Kieferorthopäden liegt das vor allem daran, dass aus medizinischen und optischen Gründen die korrekte Stellung der Zähne heute ernster genommen wird. Was Kieferorthopäden meist nicht sagen: Es geht in der Regel um Optik. Hinter den medizinischen Gründen steht ein großes Fragezeichen. Ob akute gesundheitliche Beschwerden tatsächlich gelindert werden oder ob späteren gesundheitlichen Beeinträchtigungen wirklich vorgebeugt wird – das ist bislang nicht ausreichend erforscht.

Seit einem Urteil des Bundessozialgerichts vom 20. Oktober 1972 gelten Kiefer- oder Zahnstellungsanomalien als Krankheit und sind Bestandteil der gesetzlichen Versorgung. Die mögliche zukünftige Schädigung des Gebisses ist maßgeblich für den Behandlungsbedarf, auch wenn die Fehlstellungen noch keine Schmerzen und Beschwerden verursachen. Das Gericht entschied, dass durch eine ärztliche Frühbehandlung eine wesentliche Besserung oder gar Beseitigung des Leidens erzielt und etwa einer Parodontitis vorgebeugt werden könne. Eine Argumentation, die bis heute Bestand hat – trotz schwacher Belege.

Obwohl mit der Begrenzung auf Kinder und Jugendliche im Jahr 1993 und der Einführung der Indikationsgruppen im Jahr 2003 versucht wurde, die Zahl der Behandlungen zu senken, ist sie weiter gestiegen. Verschiedene Gründe treiben diese Entwicklung an: Zahnästhetik spielt heute eine große Rolle im gesellschaftlichen Bewusstsein. Eltern übertragen vermutlich den

medizinischen Grundsatz »früh entdeckt – gut geheilt« auf die Kieferorthopädie, und da die Krankenkassen die Kosten nur bis zum 18. Lebensjahr
übernehmen, will man das rasch in trockenen Tüchern haben. Viele Patienten mögen über die Millimetergrenzen zwischen den Indikationsgruppen
schimpfen – insgesamt sind sie aber ein brauchbarer Ansatz, bei Bagatell-
fehlstellungen unnötige kieferorthopädische Behandlungen auf Kosten der
gesetzlichen Krankenversicherung zu verhindern und Behandlungen nur
bei bestimmter Ausprägung von Befunden zu finanzieren. Maßnahmen,
die lediglich kosmetischen Zwecken dienen, gehören nicht zur vertrags-
zahnärztlichen Versorgung – so steht es in den Behandlungsrichtlinien für
die Versorgung gesetzlich Versicherter. Dass die wissenschaftliche Basis für
die Kieferorthopädie dünn ist, ist aber weitgehend unbekannt.

Fast keine Belege für medizinischen Nutzen

Viele Eltern wünschen sich für ihre Kinder schöne, gerade Zähne. Viele
fürchten auch, Fehlstellungen könnten später das Risiko für Karies, Parodontitis und Kieferschmerzen erhöhen. »Dafür gibt es aber keine Belege«,
sagt Madsen. Nur wenig Literatur liege dazu vor, bestätigen auch Univer-
sitätsvertreter, es bestehe ein hoher Forschungsbedarf. Der Einfluss von
Fehlstellungen auf die Gesundheit von Zähnen und des sie umgebenden
Gewebes (Parondont) oder auf Sprache und Kauvermögen sei gering, bi-
lanzierten schwedische Forscher 2003. Das werde aber in den Praxen gegenüber den Patienten nicht kommuniziert, kritisiert Madsen. Es erscheint
zwar logisch, dass gerade Zähne leichter zu putzen sind und weniger Karies haben müssten als schiefe Zähne. Wenn jemand einen Kreuzbiss hat
und Kiefergelenksschmerzen, erscheint es logisch, dass die Kiefergelenksschmerzen vom Kreuzbiss kommen. Ob das wirklich so ist, müsste aber
wissenschaftlich überprüft werden. Man müsse auch Forscher immer wieder daran erinnern, vorsichtig zu sein, aus Hypothesen Schlussfolgerungen
zu ziehen, schrieb der Greifswalder Kieferorthopäde Alexander Spassov im
Oktober 2013 in einer Fachzeitschrift. Denn auch wenn Hypothesen oft
wahr sind – sicher sind sie damit noch nicht.

Ein großer Teil der kieferorthopädischen Behandlungen führe vor allem zu einer besseren Optik und mehr Ästhetik, sagt auch Jens Türp, Professor in Basel und Vorstandsmitglied des Deutschen Netzwerks Evidenzbasierte Medizin. Nur bei einem kleinen Teil sei die Abweichung so ausgeprägt, dass eine Behandlung medizinisch angezeigt sei. Henning Madsen schätzt diesen Anteil auf fünf bis zehn Prozent der Kinder und Jugendlichen. Deshalb kritisiert Jens Türp, nahezu die ganze Kieferorthopädie falle in den Bereich der Wunschbehandlung, der wissenschaftliche Beleg des Nutzens für die Mundgesundheit sei »schwach«. Die Gesundheit, so Türp, verbessere sich durch eine kieferorthopädische Therapie in den meisten Fällen nicht grundlegend. Insbesondere fehle der Nachweis dafür, dass die Beseitigung von Fehlstellungen Schmerzen in Kiefer, Kopf und Wirbelsäule vorbeugen könne.

Seit mehr als zehn Jahren wird in der Fachwelt über die schlechte wissenschaftliche Datenlage in der Kieferorthopädie diskutiert. Schon die Grundlagen sind mager. Wie viele Kinder und Jugendliche bekommen eine kieferorthopädische Behandlung? Wie verbreitet sind Stellungsanomalien von Kiefer und Zähnen bei Menschen verschiedener Altersgruppen überhaupt? Wie ist das Verhältnis von Kosten und Nutzen kieferorthopädischer Behandlungen? Belastbare Daten dazu gibt es kaum. Das bemängelte bereits 2000/01 der »Sachverständigenrat zur Begutachtung der Entwicklung im Gesundheitswesen« in einem Teil seines Gutachtens zur Lage bei Zahn-, Mund- und Kieferkrankheiten. In vielen Fällen liege kein objektiv gemessener Versorgungsbedarf vor.

In einer Analyse für die Betriebskrankenkassen im Jahr 2001 stellte auch Rüdiger Saekel, ehemaliger Ministerialrat im Bundesgesundheitsministerium, der Kieferorthopädie ein schlechtes Zeugnis aus: Trotz langer Behandlungszeit und hoher Kosten sei es bislang nicht gelungen, positive Langzeiteffekte kieferorthopädischer Behandlungen für die Mundgesundheit zu belegen. Die Fachwelt überlasse den Bereich weitgehend sich selbst – diese Kritik kann man auch heute so stehen lassen. Bereits Mitte der Neunzigerjahre wurden über 70 Prozent aller Kinder kieferorthopädisch betreut. Man stelle sich einmal vor, schrieb Saekel, »diese Verfahrensweise der Korrektur menschlicher Entwicklung würde auch in anderen Medizinbereichen vorgenommen«. Vor allem weil ja mit den Zwölf- und 13-Jährigen eine Altersklasse behandelt wird, die heute über eine sehr gute Zahngesundheit verfügt.

2008 legte ein weiterer Bericht die Schwächen offen. Das Deutsche Institut für Medizinische Dokumentation und Information (DIMDI), immerhin eine nachgeordnete Behörde des Bundesgesundheitsministeriums, versuchte mithilfe einer systematischen Literaturauswertung die Frage zu beantworten, welche wissenschaftlichen Belege (Evidenzen) für die Wirksamkeit kieferorthopädischer Maßnahmen vorliegen. Ergebnis: so gut wie keine.»Die Frage, ob sich durch die Anwendung von festsitzenden Apparaten im Rahmen einer kieferorthopädischen Maßnahme eine langfristige Verbesserung des Mundgesundheitszustands ergibt, kann zum gegenwärtigen Zeitpunkt nicht beantwortet werden.« Wie sich die Zahngesundheit durch Spangen verbessert – nicht beantwortbar. Ob die Zähne länger erhalten bleiben, wenn Fehlstellungen behoben wurden – nicht beantwortbar. Wie groß das Risiko für Kariesschäden durch festsitzende Zahnspangen ist – nicht beantwortbar. Auch die Frage, ab wann eine Fehlstellung behandlungsbedürftig ist, lasse sich, so das DIMDI, nicht beantworten. Es bestehe offenbar eine große Kluft zwischen der praktischen Anwendung kieferorthopädischer Maßnahmen und der wissenschaftlichen Erforschung ihrer Wirksamkeit.

2012 schließlich untersuchte das Bremer Institut für Arbeitsschutz und Gesundheitsförderung (BIAG) im Auftrag der Krankenkasse hkk die kieferorthopädische Behandlung von Kindern und Jugendlichen. Dafür wurden rund 1.300 hkk-Versicherte angeschrieben, deren Behandlung im Jahr 2010 abgeschlossen wurde. 435 ausgefüllte Fragebögen konnten ausgewertet werden. Eines der Ergebnisse: Die Mehrheit der Befragten konnte sich »an keinen medizinischen oder funktionellen Grund für den Beginn einer kieferorthopädischen Behandlung erinnern«. Die Mehrheit der Kinder und Jugendlichen sei vor der Behandlung beschwerdefrei gewesen und habe nicht unter medizinisch oder funktionell relevanten Problemen gelitten. Zumindest bei diesen knapp 50 Prozent der Befragten stelle sich also die Frage nach der Notwendigkeit und dem gesundheitlichen Nutzen der langwierigen und teuren kieferorthopädischen Behandlung. Und die Datenlage sei weiterhin unbefriedigend. Forscher müssten sich Informationen »aus unterschiedlichsten Quellen zusammentragen«, es bestehe eine Art »Steinbruchtransparenz«.

Dem widerspricht natürlich der Berufsverband der Kieferorthopäden. Es könne »auf keinen Fall« so stehen bleiben, dass Kieferorthopädie vor allem Ästhetik- und Wellnesswünsche der Patienten bediene. Eine kieferorthopädische Behandlung könne teilweise invasive chirurgische Maßnahmen verhindern oder die Voraussetzung für eine gute Versorgung mit Zahnersatz sein, erklärte die Vorsitzende des Verbandes, Gundi Mindermann. Doch im Kern konnten auch die wortreichen Stellungnahmen die Vorwürfe nicht entkräften. Nachweise für den gesundheitlichen Nutzen kieferorthopädischer Behandlung lieferten die Kieferorthopäden nicht, und eine Leitlinie gibt es bis heute nicht. Vielmehr argumentiert der Berufsverband seit dem Erscheinen des DIMDI-Berichtes 2008 mit leichter Ignoranz, Studien seien »immer wünschenswert und hilfreich«, die Entscheidung über eine kieferorthopädische Behandlung treffe jedoch die Praxis. Grundsätzlich wird auch gerne angeführt, nicht nur von Kieferorthopäden, die Hinweise auf »sogenannte fehlende Evidenz« dienten ohnehin nur als Argument für eine Abwertung der Leistungen. Die Fachgesellschaft dagegen gab im Mai 2008 zu, dass der Kieferorthopädie »die Beweise fehlen«, die man heutzutage braucht. Es wundere »den wissenschaftlich orientierten Kieferorthopäden sicherlich nicht«, dass die Überprüfung durch das DIMDI »zu einem unbefriedigenden Ergebnis« geführt habe, teilte die Deutsche Gesellschaft für Kieferorthopädie (DGKFO) mit. Bitter, dass der DIMDI-Bericht genau im Jubiläumsjahr der 1908 gegründeten DGKFO erschien – sozusagen recht unpassend zur 100-Jahr-Feier.

In anderen Ländern gibt es ähnliche Debatten. Zahnärzte würden kieferorthopädische Leistungen regelrecht verkaufen, befand Marc Ackerman von der Jacksonville University School of Orthodontics 2010: Die Kieferorthopädie als Fachgebiet habe die Idee weiterentwickelt, dass ihre Behandlung die Gesundheit und Langlebigkeit der Zähne verbessere – und als Ergebnis nähmen viele Patienten die Behandlung in Anspruch, bestätigt in dem Glauben an einen gesundheitlichen Nutzen. Bill Shaw, Professor für Kieferorthopädie an der Universität Manchester, kritisierte 2012, obwohl die

Nachfrage nach kieferorthopädischen Behandlungen ansteige, habe die Forschung seit Jahrzehnten dabei versagt, den Nutzen zu belegen.

Was ist eine Abweichung von der Norm?

Die Kieferorthopädie erscheint damit als ein Schwergewicht im Bereich der Übertherapie. Im Gegensatz zur Medizin gebe es in der Zahnheilkunde bislang keine starken Anstrengungen, sich mit diesem Problem auseinanderzusetzen, schrieben Türp und sein Kollege Alexander Spassov in einer Fachzeitschrift. Deshalb müsse sich die Zahnärzteschaft dringend mit dem Krankheitsbegriff auseinandersetzen. Bislang ist im Gesetz über die Ausübung der Zahnheilkunde festgelegt, dass »jede von der Norm abweichende Erscheinung im Bereich der Zähne, des Mundes und der Kiefer« als Krankheit anzusehen ist, »einschließlich der Anomalien der Zahnstellung und des Fehlens von Zähnen«. Wer aber von einem idealen Gebiss ausgeht, beschert der Kieferorthopädie eine immens große Kundschaft, weil nämlich nur ganz wenige Menschen solche Zähne haben.

Experten kritisieren deshalb, der Ermessensspielraum in der Kieferorthopädie sei zu groß. Dabei gibt es Indizes, mit denen versucht wird, verlässlich eine kieferorthopädische Behandlungsbedürftigkeit einzugrenzen. Nach dem britischen Index hätten 25 bis 45 Prozent der Jugendlichen einen mäßigen Behandlungsbedarf, nach dem von der WHO empfohlenen Index wären es 12,5 bis 35 Prozent. Selbst der höchste dieser Werte (45 Prozent) unterschreitet die Behandlungsrate in Deutschland, die bei etwa 60 Prozent liegt, noch um rund ein Drittel. Deshalb empfahl schon 2001 der Sachverständigenrat in seinem Gutachten, die Befunderhebung zu objektivieren und das Gutachterwesen verbindlicher zu gestalten.

Die Kontrolle ist verbesserungswürdig

Die Entscheidung darüber, ob eine kieferorthopädische Maßnahme notwendig ist, sollte deshalb nicht allein von der individuellen und subjektiven Einschätzung des Behandlers abhängen, wie kompetent er auch sein mag.

So ist es aber in der Regel. In der hkk-Untersuchung des Bremer Instituts für Arbeitsschutz und Gesundheitsförderung nannten fast 90 Prozent der Eltern die Meinung des Zahnarztes als Anlass, sich Gedanken über eine kieferorthopädische Behandlung ihres Kindes zu machen. So etwas nennen Forscher »anbieterinduziert«. Zwar müssen kieferorthopädische Behandlungen vor Therapiebeginn beantragt werden. Das bedeutet auch, dass die Krankenkassen die Planungen begutachten lassen und bei Zweifeln ablehnen können. Jeder fünfte der begutachteten Fälle wurde 2012 abgelehnt. Nach der Richtlinie für die kieferorthopädische Behandlung, die für Zahnärzte verbindlich ist, hat der Zahnarzt »auf eine sinnvolle Verwendung der von der Gemeinschaft aufgebrachten Mittel der Krankenversicherung zu achten« und das Maß der Beeinträchtigung »durch objektivierbare Untersuchungsbefunde zu belegen«. Das können Röntgenbilder und Gebissmodelle sein.

So weit die Theorie. Dass die Kontrollmöglichkeiten nicht immer funktionieren, zeigt der Fall Alexander. Auf dem Papier, sagt Henning Madsen, hätte niemand den Plan für Alexander überprüfen können, formell sei alles korrekt gewesen. Nur mithilfe eines Gipsmodells wäre es aufgefallen, aber das muss bei der Planung nicht eingereicht werden. Beantragt ein Zahnarzt bei einer gesetzlichen Kasse eine kieferorthopädische Leistung, muss er nur den Behandlungsplan vorlegen. Befundunterlagen wie Röntgenbilder oder Abdrücke werden erst angefordert, wenn die Kasse ein Gutachten in Auftrag gibt.

Der Anteil der Kieferorthopädie

Im Jahr 2011 wurden 7,5 Millionen kieferorthopädische Behandlungsfälle über die gesetzlichen Kassen abgerechnet. Weil aber die Behandlungen mehrere Jahre dauern, taucht jeder Fall mehrmals in der Statistik auf. Es waren also deutlich weniger als 7,5 Millionen Patienten. In gut 64.000 Fällen wurde im Jahr 2012 ein Gutachten in Auftrag gegeben, das in 19,2 Prozent der Fälle die Planung nicht befürwortete – also etwa in jedem fünften Fall. Die Kieferorthopädie stellt mit 954 Millionen Euro den drittgrößten Anteil an den gesetzlichen Ausgaben für die zahnärztliche Versorgung. Das macht 8,2 Prozent – die Prophylaxe kommt nur auf gut vier Prozent.

Madsen informierte die zuständige Krankenkasse und später auch die »Arbeitsgruppe gegen Abrechnungsbetrug«, eine Initiative gegen Fehlverhalten und für mehr Transparenz im Gesundheitswesen, getragen von 16 gesetzlichen Krankenkassen. Weil er von einem systematischen Vorgehen ausgehe, reiche es nicht aus, wenn der betreffende Kieferorthopäde lediglich das Honorar für nicht indizierte diagnostische Maßnahmen zurückzahlen müsse. Madsen schlug vor, die diagnostischen Unterlagen aller Kassenpatienten jener Praxis aus einem ganzen Jahr unabhängig überprüfen zu lassen, die Staatsanwaltschaft einzuschalten und den betreffenden Kieferorthopäden von seiner Funktion als Gutachter zu entbinden. Reaktion: keine. »Passiert ist meines Wissens nach nichts.« Deshalb findet Henning Madsen eine genauere Kontrolle und Verfolgung von Missbrauch »wünschenswert«. Der BKK-Bundesverband hat einmal versucht, in der Kieferorthopädie eine Zwischen- und Endbegutachtung einzuführen, um zu prüfen, ob nach zwei bis drei Jahren Fortschritte erzielt wurden. Das Vorhaben sei »abgeblockt« worden, sagt ein Insider.

Möglich ist auch der andere Fall: Ein Patient hat einen eindeutigen Behandlungsbedarf, aber die eingeleitete Therapie bringt keine Verbesserung. So war es bei einem Jungen, der rund vier Jahre lang mit herausnehmbaren Zahnspangen behandelt wurde, ohne dass die Zähne sich einen einzigen Millimeter bewegten. Ein schmaler Oberkiefer mit verlagerten Eckzähnen und ein seitlich offener Biss ohne Zahnkontakt zwischen Ober- und Unterkiefer – die Fehlstellungen des Jungen waren erheblich, doch die Behandlerin, eine ganzheitlich ausgerichtete Zahnärztin, erreichte keine therapeutischen Fortschritte. Trotzdem war der Junge jahrelang Kunde in dieser Praxis, und die Eltern zahlten mehrere Tausend Euro. Am Ende verschlechterte sich die Lage sogar. Und das seien keine Einzelfälle, sagt Henning Madsen.

Umstrittener Leitfaden für Kinderärzte

Für die Kieferorthopäden ist er eine Erfolgsgeschichte, für andere ein Skandal: der »Leitfaden kinderärztlich-kieferorthopädische Untersuchung«. Seit dem Jahr 2000 werben Kieferorthopäden damit bei Kinderärzten, kleine Patienten systematisch auf mögliche Kieferfehlstellungen zu untersuchen und bei einer Verdachtsdiagnose zum Fachzahnarzt für Kieferorthopädie zu überweisen. Damit will man auch solche Kinder erreichen, die von ihren Eltern weder einem Zahnarzt noch einem Kieferorthopäden vorgestellt werden. Der Berufsverband der Kieferorthopäden schreibt sich damit eine sinnvolle Früherkennung auf die Fahnen. Für die Vorsitzende ist er »ein weiteres Beispiel dafür, wie sehr sich die Kieferorthopädie mit anderen Fachgebieten verbündet, um den Patienten Prävention, Früherkennung und zeitgerechte Therapie zu ermöglichen«.

Henning Madsen hat dagegen einen offenen Brief an beide Fachgesellschaften geschrieben und fordert, den Leitfaden aus gesundheitsökonomischen und ethischen Gründen zurückzuziehen. Denn ein Screening, also ein systematisches Früherkennungsverfahren, sei nur sinnvoll, wenn es auf eindeutig krank machende Befunde abziele und ein gesundheitlicher Nutzen nachzuweisen sei. Zudem müsse ein Vorteil der frühen Behandlung nachgewiesen werden. Beides sei bei der Kieferorthopädie nicht der Fall. Ein kieferorthopädisches Screening durch Kinderärzte sei grundsätzlich fragwürdig, führe zu weitgehend unnötigen Behandlungen und damit zu einer erheblichen Über- und Fehlversorgung im Gesundheitswesen. Nutznießer des Screenings sind aus seiner Sicht vor allem die Kieferorthopäden.

Gebührenordnung schafft Fehlanreize

Bereits mehrfach wurde versucht, die Zahl der kieferorthopädischen Behandlungen zu begrenzen. 1993 wurde ein erstes Indikationssystem geschaffen, um besser die Fehlstellungen ermitteln zu können, deren Behandlung nicht die gesetzliche Krankenversicherung und damit die Gemeinschaft bezahlen muss. Man hoffte, die Zahl der gesetzlich abgerechneten Fälle um etwa zehn Prozent senken zu können. Das gelang nicht – weil dieses Indikationssystem nach Behandlung unterschied und nicht nach Befund. Also wurde ab 1998 erneut verhandelt, die Politik verpflichtete die Verhandlungspartner von Krankenkassen und Vertragszahnärzten (»Kassenzahnärzten«), befundbezogene Indikationsgruppen zu schaffen, die objektiv überprüfbar sind. Diese Abstufungen, kurz KIG, traten am 1. Januar 2002 in Kraft. Von ihnen erhoffte man sich, endlich die zehnprozentige Einsparung zu erreichen. Das gelang: 2001 hatte es mit 8,5 Millionen abgerechneten Fällen den Spitzenwert gegeben, 2006 waren es nur noch 6,6 Millionen. Allerdings steigen die Abrechnungszahlen seit 2007 wieder kontinuierlich.

Eindeutige finanzielle Fehlanreize sehen Kritiker in der Kieferorthopädie. Etwa die Einzelleistungsvergütung in der Gebührenordnung. Denn davon profitieren besonders solche Kieferorthopäden, die die meisten Mittel pro Behandlungsfall in Anspruch nehmen. Das ist ineffizient und steht eigentlich den Interessen der Versicherten und ihrer Krankenkassen entgegen, aus deren Sicht eine vernünftige Ergebnisqualität mit möglichst wenig Mitteln, also mit großer Effizienz, erreicht werden sollte. Zu den ineffektiven Behandlungen gehören nach Ansicht des Sachverständigenrates und auch heutiger Forschung die überwiegende Mehrzahl der herausnehmbaren Zahnspangen. Denn mit ihnen dauert die Behandlung wesentlich länger und zeigt deutlich schlechtere Ergebnisse. Solche Vorbehandlungen dienten »ausschließlich dazu, Einkommen zu generieren«, kritisiert Henning Madsen, und zwar ganz legal und richtlinienkonform.

»Sie wollen doch wohl das Beste für Ihr Kind?«

Patientenberater kritisieren vor allem die Strategie einiger Kieferorthopäden, Eltern ein schlechtes Gewissen zu machen. Die Frage, ob das Kind eine Zahnspange braucht und, wenn ja, welche, dürfe nicht im Beisein des Kindes zu einer moralischen gemacht werden, sagt Gregor Bornes von der Unabhängigen Patientenberatung UPD. Er nennt den Fall einer Mutter, die mit ihrer 13 Jahre alten Tochter beim Kieferorthopäden war. Die von ihm empfohlene Behandlung hatte die Krankenkasse genehmigt, der Kieferorthopäde aber bot der Mutter im Beisein der Tochter zusätzlich private Behandlungen an. Diese Angebote, sagt Bornes, habe der Kieferorthopäde gegenüber der Kassenleistung deutlich hervorgehoben und betont, sie wolle ihrer Tochter »doch wohl eine gute Versorgung bieten«. Mit der emotionalen Problematik, in Anwesenheit ihrer Tochter nicht direkt Ja gesagt zu haben zu etwa 1.500 Euro privaten Zusatzkosten, wandte die Mutter sich an die Beratungsstelle.

Wie sinnvoll die privat zu zahlenden Zusatzangebote sind, ist eine entscheidende Frage, nicht nur in der Kieferorthopädie. Aber gerade dort wird eine große Vielfalt an Extras angeboten und das Kassenmodell diskreditiert, als würde es quasi von blinden Kindern aus Indien gefertigt aus gebrauchten, eingeschmolzenen und wiederverwerteten Billigspangen, wie ein Autor das einmal zugespitzt formulierte. Keramik- oder Kunststoffbrackets statt Edelstahl, bessere Drahtbögen und Bänder, hochwertige Diagnostik – das alles muss privat bezahlt werden. Einige Kieferorthopäden weigerten sich sogar, ohne Zusatzleistungen mit einer Therapie zu beginnen, berichtet die Stiftung Warentest. Dass gesetzlich Versicherte regelrecht zu Zusatzleistungen gedrängt werden, die die Krankenkassen nicht übernehmen, ist aus Sicht von Patientenschützern und Medizinethikern völlig unvertretbar. Vor allem Eltern werden in Gewissenskonflikte gebracht, ohne dass ein Zusatznutzen erwiesen wäre. Teilweise, so die Erfahrung von Krankenversicherungen, werden Patienten sogar schriftlich von Ärzten darauf hingewiesen, wie wenig tauglich die Kassenleistung sei und wie viel besser die »moderne« Kieferorthopädie. Wer die Extras ablehnt, kann dann teilweise gleich wieder gehen. Verstärkt zu beobachten sei die Verkaufsstrategie der Kieferorthopäden seit 2005, sagt ein Kassenvertreter. Damals wurde nicht nur der Festzuschuss eingeführt, sondern auch das Honorar für kieferorthopädische Behandlungen gesenkt.

Das Bremer Institut für Arbeitsschutz und Gesundheitsförderung (BIAG) fragte die hkk-Versicherten 2012 explizit nach den angebotenen und genutzten privaten Zusatzleistungen. Zwar gaben 24,8 Prozent der Eltern ausdrücklich an, keine dieser Leistungen angeboten bekommen zu haben. Daraus ergebe sich aber auch, dass rund drei Viertel der Eltern und Kinder mindestens eine der genannten Zusatzleistungen angeboten bekommen oder genutzt haben, so das Institut. 34 Prozent der Befragten erklärten, der Kieferorthopäde habe einen besseren Behandlungserfolg versprochen, bei 11,7 Prozent lautete die Begründung, die Kassenleistung entspräche nicht mehr dem medizinischen Standard, 10,8 Prozent wurde eine ästhetischere Optik zugesagt und 10,3 Prozent eine kürzere Behandlungsdauer. Die Hälfte der befragten Eltern gab in der Befragung an, bis zu 500 Euro dafür selbst zu bezahlen. 32 Prozent zahlten zwischen 500 und 1.000 Euro, 15 Prozent zwischen 1.000 und 2.000 Euro und drei Prozent sogar mehr als

2.000 Euro. Teilweise erhalten Patienten auch gar keine konkreten Rechnungen, sondern tätigen monatlich fixe Pauschalzahlungen ohne konkrete Nachweise, wofür das Geld verwendet wird. Experten weisen immer wieder darauf hin, dass es keinen Hinweis gibt, dass die Regelversorgung schlechter ist als die teilweise teuren Zusatzleistungen. Eltern sollten also immer kritisch sein und über Extraangebote genau nachdenken, empfiehlt die Unabhängige Patientenberatung. Ob die Behandlung dadurch beschleunigt werden könne, dafür gibt es keine Garantie. Wenn sie denn sein muss, funktioniert die Zähnebegradigung in der Regel auch mit der Kassenleistung.

Ähnlich wie in der Implantologie konzentriert sich die Forschung vor allem auf die Diagnostik und die Weiterentwicklung von Geräten. Wenig untersucht wird dagegen die Frage, wann Interventionsbedarf besteht, wie nachhaltig ein Eingriff ist, welche Faktoren den Erfolg beeinflussen und wie groß mögliche Nebenwirkungen sind. Über diese Nebenwirkungen der »Schneeketten« werden zudem Patienten nicht immer gut informiert. Zu den Risiken gehören zum Beispiel ein erhöhtes Kariesrisiko durch die erschwerte Zahnhygiene, eine mögliche Zahnentkalkung oder ein Abbau der Zahnwurzeln durch die Bewegung von Zähnen und Zahnfleisch (Wurzelresorption genannt). Die Nachhaltigkeit von kieferorthopädischen Behandlungen wird bereits seit Jahren diskutiert. Wie langfristig effektiv die Zahnbegradigung ist, wird unterschiedlich gewertet. Teilweise ergeben Untersuchungen, dass in rund 40 Prozent der behandelten Kieferorthopädiefälle keine guten Ergebnisse erreicht werden oder es zu einem Rezidiv, einem Rückfall, kommt – heißt: Die Zähne wandern wieder zurück in ihre alte Position.

Die Kieferorthopäden wissen, dass die Diskussion gefährlich für sie ist. »Riskant« sei die Ästhetikdebatte für das Fach, stellte die Vorsitzende des Berufsverbandes, Gundi Mindermann, fest: Die Kieferorthopädie werde »in die sogenannte Wellnessecke gestellt«. Damit könne sie den Kostenträgern weniger wert sein. Zugespitzt bedeutet die Studienlage, dass kieferorthopädische Maßnahmen in ihrer Mehrzahl nicht als Therapie, sondern als Verbesserung oder Optimierung anatomischer Merkmale aufgefasst werden können.

Fazit

Fast zwei Drittel der Jugendlichen tragen festes oder herausnehmbares Metall im Mund, obwohl sie meist vorher keine Beschwerden hatten und obwohl der Nutzen für die Mundgesundheit nicht nachgewiesen ist. Mehrfach wurde gefordert, die Prüfungsmechanismen durch die Krankenkassen und das Gutachtersystem zu verbessern, die Gutachtenquote anzuheben und dort gezielt nachzusehen, wo es nach Missbrauch aussieht. Bei einem Verdacht könnten alle Behandlungspläne eines Zahnarztes begutachtet werden – ein hoher Aufwand, der sich jedoch schnell rechnen könnte. Doch eine Umsetzung ist immer noch nicht in Sicht. Schaut man sich die magere Forschungslage und die bisher niederschmetternde Bilanz an, müsste die Einstufung der Fehlstellungen als gesetzliche Kassenleistung eigentlich weiter verschärft, also zurückgefahren werden. Aber offenbar will niemand der Spielverderber sein und sich den zu erwartenden öffentlichen Protest einfahren – die Krankenkassen nicht, die Politik nicht und die Zahnärzteschaft nicht. So lange bleibt es ein einträgliches Geschäft. Kieferorthopäden verdienen in der Regel gut, und das bei einer Arbeit, die nicht vergleichbar ist mit den Risiken invasiver Therapien, bei denen operiert werden muss. Vermutlich waren die meisten bislang ganz zufrieden damit, recht ungestört von der Fachwelt arbeiten zu können.

Dabei würde die Kieferorthopädie nicht untergehen von einer weiteren Eingrenzung der Kassenleistung. Es wird immer noch genug Menschen geben, die eine Begradigung ihrer Zähne aus optischen Gründen wünschen und bereit sind, das privat zu bezahlen. Das sieht man alleine an den Behandlungs- und Investitionszahlen, die über viele Jahre immer wieder steigen, obwohl die Kassenleistungen stetig reduziert wurden. Aber auf jeden Fall sollten Kieferorthopäden, immerhin Fachzahnärzte mit einer dreijährigen Zusatzausbildung, die Grenzen ihres Fachs ehrlich kommunizieren.

Tipps für Patienten

Patienten ist zu empfehlen, sich die Kassenleistung nicht schlechtreden und sich schon gar nicht unter Druck setzen zu lassen. Im System der gesetzlichen Krankenkassen wird erst dann eine Leistung als erstattungswürdig in Betracht gezogen, wenn ihr Nutzen erwiesen ist. Verbraucherschützer raten, konkret zu klären, was eine teurere Lösung wirklich bringt. Auch das Kassenmodell kann eine gute Lösung sein. Wichtig: vor einer Entscheidung einen weiteren Rat einholen, entweder bei der eigenen Krankenkasse, bei einem zweiten Kieferorthopäden oder bei einer Patientenberatungsstelle. Auch die für die Erstattung entscheidende Einstufung in die Kieferorthopädische Indikationsgruppe (KIG) kann man so überprüfen lassen.

Nach den Richtlinien der gesetzlichen Krankenversicherung sollen kieferorthopädische Behandlungen nicht vor Beginn der zweiten Phase des Zahnwechsels (spätes Wechselgebiss) begonnen werden – also etwa zwischen dem zehnten und 13. Lebensjahr, wenn die Milcheckzähne und die Milchbackenzähne durch bleibende Zähne ersetzt werden. Eine frühere Behandlung ist nach den Richtlinien nur in Ausnahmefällen angezeigt. Im Jugendalter können Patienten auch besser eine informierte Einwilligung geben, ob sie eine Zahnspange für überwiegend ästhetische Zwecke auf sich nehmen wollen.

Missstand 10: Ganz in Weiß?

Ästhetik und Kosmetik als Grenzbereiche der Zahnmedizin

Die besten Beautytricks für eine perfekte Hochzeit. So stand es in einer werbeorientierten Zeitungsbeilage namens »Hochzeitsträume«. Was glauben Sie, stand auf der Liste eines Unternehmens für »Medical Aesthetic« an erster Stelle? Beeindruckende Schminke oder aufwendig gestaltete Fingernägel für die Braut? Weit gefehlt. Es war die Zahnaufhellung (Bleaching) – »für ein strahlendes Lächeln an Ihrem schönsten Tag«. Danach folgten eine »Fettzellenbekämpfung« per Ultraschall und eine dauerhafte Haarentfernung.

In den Medien finden sich viele Beispiele für ästhetische Modellierungen und Schönheitsoperationen. Die Zahnmedizin mischt da munter mit. Ein strahlend weißes Hollywoodlächeln gehört für manche dazu. TV-Sternchen Micaela Schäfer ließ sich für die Karriere viermal die Oberweite optimieren und vier Frontzähne im Oberkiefer erneuern. Und das wasserstoffblonde Stöckelschuhwesen Sophia Wollersheim, Ehefrau einer Düsseldorfer Rotlichtgröße, findet, dass nur die künstliche Schönheit perfekt ist.

Der große Schönheitstrend ist auch in der Zahnmedizin angekommen. Dabei geht es vor allem um weiße Zähne, aber nicht nur. Die große Nachfrage verführt immer mehr Zahnärzte, mit Beauty- und Wellnessangeboten zu werben, und verwischt die Grenze zur Kosmetik. »Spa-Zahnärzte« locken mit Wellness und Hightech statt mit Bohrer und Spritze, aber es entstehen auch immer mehr Studios für Dentalkosmetik, die nicht von Zahnärzten geleitet werden. Dort bieten Dental- oder Zahnkosmetiker in der Regel einen ganzen Beautybauchladen an, mit kosmetischer Zahnreinigung, Zahnaufhellung und Zahnschmuck bis zur indischen Kopfmassage und zur Nagelkosmetik.

Für die Zahnmedizin ist das ein Problem. Denn im Gesetz über die Ausübung der Zahnheilkunde steht klar vermerkt, dass Zahnmedizin kein Gewerbe ist. Zahnärzte dürfen also eigentlich nichts verkaufen, was nicht mit Heilen zu tun hat. Eine Branche setze »Nachfrageimpulse für medizinisch nicht immer klar begründete Eingriffe«, kritisiert Hans Jörg Staehle, Professor für Zahnerhaltung an der Universität Heidelberg. Darf die Medizin aufspringen auf die große Orientierung an Äußerlichkeiten? Ist das dann noch Medizin? Wenn Kliniken Traumbeine, Traumzähne und Traumbrüste versprechen – Motto: »Mit einem schönen modellierten Körper in den Herbst« –, dann handelt es sich um reine Ästhetik auf Wunsch, die keinerlei medizinischen Anlass oder Nutzen hat.

Die Debatte über Ästhetik ist also auch immer eine Debatte über Ethik. Nach Ansicht des Freiburger Medizinethikers Giovanni Maio dürfen Mediziner den Wert des Menschen nicht auf seine äußere Erscheinung reduzieren. Dabei ist nicht die Ästhetik allgemein das Problem, denn die gehört gerade in der Zahnmedizin schon lange zum Behandlungserfolg dazu. Jeder Patient erwartet einen Zahnersatz, der nicht nur haltbar und belastbar ist, sondern der auch gut aussieht. Aber eine reine Ästhetik auf Wunsch, das, so Maio, »untergräbt das Vertrauen in die Medizin«.

Allerdings sind die Meinungen in der Fachwelt geteilt. »Wunschzahnmedizin ist eindeutig ein Trend und kein Einzelphänomen«, sagt Dominik Groß, Medizinethiker an der Uniklinik Aachen. Deshalb hat die heutige Medizin auch das Ziel, die Lebensqualität zu steigern – und da können Bleaching, Brackets und Brustvergrößerungen durchaus dazugehören. Eine Zahnärztin aus Bielefeld klagte gegen die Zahnärztekammer Westfalen-Lippe, weil die ihr untersagt hatte, Gesichts- und Hautfalten ihrer Patienten mit Botox-Spritzen zu behandeln. Sie verlor: Das Unterspritzen solcher Falten sei von

der zahnärztlichen Approbation nicht gedeckt, urteilten das Verwaltungsgericht Münster im April 2011 und das Oberverwaltungsgericht Nordrhein-Westfalen im April 2013. Laut Zahnheilkundegesetz seien Zahnärzte
nur berechtigt, Mund, Kiefer und Zähne zu behandeln. Kosmetische Eingriffe seien nur zulässig, sofern sie als Begleitbehandlung notwendig würden.

Die Zahnärztin fand, diese Ansicht sei überholt. Und Botox in der Zahnarztpraxis ist kein Einzelfall. Offenbar machen das einige Zahnärzte. Wie
viele, ist unklar, weil der Preis individuell ausgehandelt und abgerechnet
wird. Der Vizepräsident der Bundeszahnärztekammer, Dietmar Oesterreich, äußerte anlässlich dieses Falls, er habe »erhebliche Bedenken, dass
das Berufsbild eines Zahnarztes zunehmend auch als Kosmetiker wahrgenommen wird«.

Es bleibt also eine Grauzone und ein juristisch heikles Feld. Denn Ärzte
und Zahnärzte verpflichten sich mit ihrer Berufswahl dazu, das Wohl des
Patienten als oberste Maxime anzusehen. Trotzdem machen viele mit dem
Begriff »Ästhetik« gute Geschäfte, locken mit einem »American Smile«.
Ein strahlendes Lächeln für ein neues Lebensgefühl? Patienten werden um-
garnt mit der Aussage, dass schöne Zähne auch gesunde Zähne sind. Aber
einiges im Bereich der Zahnästhetik ist nicht gesund.

Weiß, weißer, gebleicht

Das Bleaching zum Beispiel: Die Mittel, um Zähne weißer und heller zu
machen, sind sehr gefragt. Doch die Verwendung von Bleichgelen, -la-
cken oder -streifen mit mehr als 0,1 Prozent Wasserstoffperoxid ist seit
Ende 2012 ausschließlich dem Zahnarzt vorbehalten. Hintergrund ist eine
Neufassung der EU-Kosmetikverordnung. Danach muss auch die erste Anwendung des sogenannten Home-Bleachings, bei dem der Patient
seine Zähne mehrmals zu Hause mit einem Aufheller behandelt, in einer
Zahnarztpraxis erfolgen. Die neue EU-Kosmetikrichtlinie legt fest, dass
alle Zahnaufhellungsprodukte mit einer Konzentration zwischen 0,1 und
sechs Prozent Wasserstoffperoxid nur durch den Zahnarzt an Patienten ab-

gegeben werden dürfen. Damit sollte der Patientenschutz erhöht werden. Nur Produkte mit weniger als 0,1 Prozent Wasserstoffperoxid sind weiterhin frei verkäuflich und können ohne Mitwirkung eines Zahnarztes angewendet werden. Für Bleachingstudios war das eine schlechte Nachricht, für Zahnärzte eine gute. Sie lässt sich nämlich für das Praxismarketing und die Patientengewinnung nutzen, fand eine Agentur, die Zahnärzte berät. Es mache »durchaus Sinn, Bleaching wieder zum Thema zu machen, denn die Zahnarztpraxis ist jetzt der alleinige Anlaufpunkt für den Patienten, der Zahnaufhellung nachfragt«, hieß es da. Allerdings hat sich bereits eine Grauzone entwickelt für Produkte, die in der Inhaltsstoffauflistung kein Wasserstoffperoxid enthalten.

Bleaching

Das Prinzip des Bleachings beruht darauf, die dunklen Farbpigmente im Zahnschmelz mit speziellen carbamid- oder wasserstoffperoxidhaltigen Substanzen aufzuhellen. Es gibt verschiedene Methoden: 1. das Office-Bleaching, das komplett beim Zahnarzt durchgeführt wird. Er trägt das Bleichmittel äußerlich auf die Zähne auf und lässt es für einige Zeit einwirken. Je nach Zahnfarbe und Wunschfarbe sind mehrere Sitzungen erforderlich. 2. das Home-Bleaching: Dafür fertigt der Zahnarzt eine Zahnschiene aus Kunststoff an, die mit dem Bleichmittel befüllt und für eine oder mehrere Stunden getragen wird. Das übernimmt der Patient dann selbst. Dauer der Prozedur: zwei bis sechs Wochen. 3. Die Walking-Bleach-Technik hellt Zähne von innen auf und kommt etwa bei Verfärbungen wurzelgefüllter Zähne zum Einsatz. Der Zahnarzt muss also den Zahn eröffnen und das Bleichmittel hineingeben. Für die Wirkungszeit von einigen Tagen wird der Zahn provisorisch verschlossen. Die Kosten für die verschiedenen Methoden können mehrere Hundert Euro erreichen und müssen selbst getragen werden.

Vor allem ist wissenschaftlich nicht untersucht, welche langfristigen Folgen die Zahnaufheller haben. In seiner Gesundheitsinformation betont das Institut für Qualität und Wirtschaftlichkeit im Gesundheitswesen (IQWiG), dass bislang nur die Kurzzeitanwendung von der Europäischen Kommission als sicher eingestuft wird und dass viele Studien über die Wirkung der Mittel von Herstellern finanziert sind. Weiterhin waren die meisten in Umfang und Zeitdauer zu begrenzt, um Aussagen etwa zu Langzeitrisiken treffen zu können.

Man sollte auf jeden Fall wissen, dass sich nur ein natürlicher Zahn aufhellen lässt, und das auch nicht beliebig weit auf der Weißskala. Die Farbe von Kronen oder Füllungen ist unveränderbar. Wenn sie nach der Prozedur neben gebleichten Zähnen noch dunkler erscheinen, trübt das das Ergebnis erheblich. Zudem darf bei vorliegender Karies oder Parodontitis oder bei undichten Kronenrändern nicht gebleicht werden, da das Wasserstoffperoxid sonst in den Zahn eindringt und den Nerv reizt. Auch das Zahnfleisch muss vor dem Bleichmittel geschützt werden. Vorsichtig sollte man zudem beim Laserbleaching sein. Bei dieser Methode wird das Bleichmittel mithilfe eines Lasers verstärkt. Während manche Zahnärzte dafür werben und betonen, die Sicherheit werde im Trendland USA gut überwacht, warnen andere, dass die Temperaturerhöhungen beim Lasereinsatz die Pulpa irreversibel schädigen können. Die Bleichmittel selbst führen zudem meist zu einer wenn auch vorübergehenden Überempfindlichkeit der Zähne.

Bei schlechter Mundgesundheit ist eine Farbaufhellung ohnehin nicht die wichtigste Maßnahme. »Hauptsache, weiß – das geht nicht«, sagt Wolfgang-M. Boer, Sprecher der Deutschen Gesellschaft für Ästhetische Zahnheilkunde (DGÄZ), die mit etwa 2.200 Mitgliedern bereits eine der größten wissenschaftlichen Gesellschaften der Zahnmedizin ist. Etwa 80 Prozent der Deutschen glauben zwar, eine gute Mundhygiene zu betreiben, aber der Anteil derjenigen, die das auch tatsächlich täglich umsetzt, ist mit nur rund 32 Prozent der Erwachsenen und nur etwa 23 Prozent der Senioren deutlich geringer. Auch wird immer noch deutlich weniger Zahnpasta, Zahnseide und Co. gekauft, als man für die Mundhygiene eigentlich braucht. In vielen Fällen bringt Zahnpflege sicherlich mehr als Zahnkosmetik.

Verschönerung als Selbstzweck?

Die Gesellschaft für Ästhetische Zahnheilkunde betont, man erhebe »nicht die Verschönerung zum Selbstzweck«. Vielmehr gehe es um »das i-Tüpfelchen einer guten Zahnmedizin«, um ein natürliches Aussehen und um den Erhalt gesunder Zahnsubstanz. »Die zahnärztliche Arbeit soll nicht als solche zu erkennen sein«, sagt Wolfgang-M. Boer. Für ihn heißt das: Es soll wie ein echter Zahn aussehen, nicht wie ein knallweißer Lattenzaun. Genau das werde aber von vielen Patienten gewünscht.

Gilt dann das Motto »Wer zahlt, bestimmt die Musik«? Manche Zahnärzte, die das Wort »Ästhetik« groß auf ihrer Internetseite ausgeschmückt haben, sehen sich vermutlich als Wunscherfüller. Die Deutsche Gesellschaft für Kosmetische Zahnmedizin, kurz DGKZ, steht genau dazu. Es gehe nicht nur um die Wiederherstellung natürlicher funktionaler Verhältnisse im Mund-, Kiefer- und Gesichtsbereich, sondern »zunehmend um darüber hinausgehende, rein kosmetische und optische Verbesserungen oder Veränderungen«. Auch die Zahnheilkunde werde »in der Lage sein, dem Bedürfnis nach einem jugendlichen, den allgemeinen Trends folgenden Aussehen zu entsprechen«.

Von solch einer kosmetischen Zahnheilkunde distanziere sich die Deutsche Gesellschaft für Ästhetische Zahnheilkunde, sagt Wolfgang-M. Boer und verweist auf den Ethikkodex der DGÄZ. Danach verpflichten sich die Mitglieder, zahnhartsubstanzschonend zu arbeiten und Haltbarkeit und Langfristigkeit zu gewährleisten. Auch ein Fortbildungsprogramm gibt es, mit einem Curriculum Ästhetische Zahnheilkunde, einem Master-Studiengang »Zahnmedizinische Ästhetik und Funktion« in Kooperation mit der Universität Greifswald und einer Prüfung zum »Spezialisten für Ästhetische Zahnheilkunde in der DGÄZ«.

Immer häufiger komme es vor, dass Patienten nur schwer von ihrer Fixierung auf ein amerikanisches Zahnweiß abzubringen seien, sagt Boer. »Das Weiß, das wir aus den USA kennen, geht weit über jede natürliche Zahnfarbe hinaus. Das sieht sehr künstlich aus.« Gerade die Patientenzufriedenheit könne kein ethischer Gradmesser sein, sagt Giovanni Maio, weil »der Patient bei aller Autonomie eben doch ein Laie ist und von sich aus nicht beurteilen kann, ob das zufriedenstellende Ergebnis wirklich nur mit der äußerst invasiven Methode erreichbar war oder ob nicht das gleiche Ergebnis auch auf einem schonenderen – und für den Arzt weniger lukrativen – Weg erreichbar gewesen wäre«.

Das Lukrative ist genau das Problem: Versorgungen jenseits der Zweck-mäßigkeit sind für den Zahnarzt finanziell meist ergiebiger. Und so kann es verlockend sein, besonders teure Verfahren anzuwenden, bei der Dia-gnostik übrigens genauso wie beim Zahnersatz. Das wird dann meist als »moderne Zahnmedizin« verkauft, gegen die die Kassenleistung schlecht aussieht. Schon der Trend zu einer Wellnesszahnarztpraxis gibt manchen zu denken. Zwar ist es nicht verwerflich, in einem schicken Wartezimmer hochwertigen Espresso anzubieten, aber eine Wohlfühlatmosphäre kann heute auch den Zweck haben, Patienten zur Inanspruchnahme von weite-ren Leistungen zu animieren. Sehr luxuriös kann es dabei zugehen wie in einer 500 Quadratmeter großen Wellnesspraxis in Düsseldorf. Zwischen Parkett und Marmor bietet das Dental-Spa Massage, Lichttherapie, Um-weltzahnmedizin und dreidimensionale Computertomografie. Marketing-zeitschriften für Zahnärzte empfehlen genau diese Richtung. Der Patient wandelt sich zum Kunden.

Entsprechend mischen auch Hersteller aus der Dentalindustrie in diesem lukrativen Segment mit. Ein großer Implantathersteller etwa wirbt auf sei-nen Internetseiten für eine »verbesserte Zahnästhetik« und für eine »Ge-bisssanierung«, mit der fast alle kosmetisch und zahnästhetisch bedingten Unzulänglichkeiten eines Lächelns korrigiert werden könnten.

28 Kronen auf 28 gesunde Zähne

Der Traum vieler Patienten von einem strahlend weißen Hollywoodlächeln kommt manchen Zahnärzten da sehr entgegen. Eine Münchener Zahnärz-tin etwa wollte einem 30-jährigen Patienten eine »wunderschöne Ästhetik« verpassen. Weil die Zähne des Lehrers durch Abrieb und leichte Fehlstel-lungen beeinträchtigt waren, empfahl sie ihm eine Schiene für eine Positi-onsveränderung und 28 Kronen. 28-mal wollte sie also Zähne beschleifen und die Stummel mit künstlichen Kronen, gefertigt vom Zahntechniker, verdecken. Nur: Der Patient hatte ein gesundes Gebiss. 28 naturgesunde Zähne. Sein Glück war in diesem Fall der hohe Kostenvoranschlag. Denn weil die Zahnärztin Kosten von 65.000 Euro zu berechnen gedachte, stol-perte die private Krankenversicherung des Patienten über den Behandlungsplan und schaltete den Münchner Zahnarzt Eberhard Riedel als Gutachter ein. »Manche Zahnärzte haben überhaupt keinen Respekt vor der natürlichen Ästhetik«, kritisiert Riedel. Solche Überversorgungspläne sehe er als Gutachter »ständig«.

Hier zeigt sich die Kommerzialisierung der Zahnmedizin. »Sie ist sehr viel weiter fortgeschritten als in der Humanmedizin«, sagt Giovanni Maio. Die Ausrichtung auf die Ästhetik sei ein Versuch, die heutigen Gehaltseinbußen im Vergleich zur Vorgängergeneration auszugleichen. Aus der Kommerzialisierung folgt eine Zunahme an Werbung, die für Maios Geschmack »bis zum Marktschreierischen geht«, was in dieser Form in der Humanmedizin nicht der Fall sei. In der Medizin ist das Thema Ethik viel weiter etabliert als in der Zahnmedizin. Hier stecke es noch in den Kinderschuhen, kritisierte Dominik Groß 2012. Der Zahnarzt, Arzt und Medizinethiker gab bereits 2002 einen Band zur »Ethik in der Zahnheilkunde« heraus, da waren die Zahnärzte noch lange nicht bereit, sich des Themas anzunehmen. Noch 2009 bezeichnete Groß die Ethik als »blinden Fleck« der Zahnmedizin.

Anders als in der Medizin gehört Ethik in der Zahnmedizin bislang nicht zum Studium. Immerhin versucht der Arbeitskreis Ethik der Deutschen Gesellschaft für Zahn-, Mund- und Kieferheilkunde seit 2010, das Thema in die Zahnärzteschaft zu tragen. Die Entscheidungsfindung in schwierigen Fällen erfordere heute, ethische Prinzipien zu beachten, sagt Dominik Groß. Was vielen zu mühsam erscheine, bringe Zahnarzt und Patient Sicherheit und das Gefühl, nach bestem Wissen und Gewissen gehandelt zu haben. Die vier Grundprinzipien einer ethisch verantwortlichen (Zahn-)Medizin sind das Selbstbestimmungsrecht des Patienten, das Gebot, dem Patienten nicht zu schaden, Gerechtigkeit sowie die Verpflichtung auf das Wohl des Patienten. Sie lassen sich in der Praxis oft nur schwer miteinander vereinbaren. Wünscht ein Patient eine Verblendung mit Veneers, obwohl die Zähne gesund sind, sie ihm aber zu fleckig, verfärbt oder zu wenig gerade erscheinen, müsste er für den optischen Vorteil einen deutlichen gesundheitlichen Nachteil in Kauf nehmen, nämlich Zahnsubstanz zu verlieren und die Vitalität der Zähne zu gefährden. Folgt man dem Prinzip der Patientenautonomie, müsste man den Wunsch erfüllen, folgt man dem Nicht-schaden-Prinzip, muss man es lassen. Auch beim Bleichen, das ja weit weniger invasiv ist, kann die Abwägung schwierig sein. Denn es gehört sogar zu den Kriterien der Weltgesundheitsorganisation WHO zu berücksichtigen, ob sich der Patient mit seinen Zähnen «nicht gesund« fühlt. Für Dominik Groß gibt es aber eine Priorität: »Für mich ist das Nicht-schaden-Prinzip das Wichtigste. Wenn ich Patienten nicht überzeugen kann, müssen sie sich einen anderen Behandler suchen.«

Es gibt natürlich viele Zahnärzte, die eine nicht indizierte Wunschbehandlung ablehnen; aber eben auch solche, die sich darauf einlassen. So wie auch die Erotikdarstellerin »Cora« einen Schönheitschirurgen fand, der sich bereiterklärte, bei der zierlichen jungen Frau die fünfte Brustvergrößerung vorzunehmen. Bei der Operation erlitt die 23-Jährige 2011 einen Herzstillstand und starb kurz darauf.

Aufklärung besonders wichtig

Die anpreisende Werbung kann für Zahnärzte gefährlich sein. Bei einer Wunschbehandlung ohne medizinische Notwendigkeit muss der Patient besonders gut über die Risiken aufgeklärt werden. Denn nicht wenige Wunschbehandlungen sind invasiv, das gilt auch für eine in den Zahnschmelz eingelegte glitzernde Intarsie. Das gilt aber vor allem für Veneers, diese angesagten Keramikschalen. Sie verblenden sozusagen die natürliche Zahnform, wofür der Zahn aber beschliffen werden muss, was nicht wieder rückgängig zu machen ist. Deshalb urteilte das Oberlandesgericht Hamm 2010, eine Risikoaufklärung sei hier besonders wichtig, da Veneers vor allem aus kosmetischen Gründen eingesetzt würden und es zu Komplikationen kommen kann, etwa zu einer Entzündung des Zahnmarks (Pulpitis). Zwar kann eine Versorgung mit Veneers oder sogar ein Bleaching auch medizinische Gründe haben, aber die Grenzziehung ist schwierig. Das neue Patientenrechtegesetz hat den Stellenwert der Patientenaufklärung bestätigt. Auch weil in der Grauzone zwischen Ästhetik und Kosmetik manches Ungesunde teuer verkauft wird, betrachten manche Zahnärzte die Ästhetik als wahren Rotlichtbezirk der Zahnmedizin, noch mehr als die Implantologie oder die Kieferorthopädie. Die Verlierer sind die Patienten, denn ästhetische Behandlungen gibt es nur auf Privatrechnung. Der Bereich entzieht sich somit der Kontrolle der Krankenkassen.

Fazit

Auf den Spagat zwischen Heilen und Verkaufen muss die Zahnärzteschaft dringend Antworten finden. Gerade der Bereich der Ästhetik zeigt ein Problem der Zahnmedizin: Das Ausmaß der Kommerzialisierung ist groß und wird sicher zunehmen, gleichzeitig aber hat sich noch kein breites Bewusstsein für Ethik ausgeprägt. Zwar ist die Standesvertretung auf eine Eindämmung der kommerziellen Exzesse bedacht, aber bislang mit wenig durchschlagendem Erfolg. Offenbar verdient es sich mit Ästhetik zu gut. Zahnärzte genießen wie Ärzte per se einen Vertrauensvorschuss – noch, warnt Giovanni Maio. Je mehr der Zahnarzt zum Verkäufer werde, desto mehr Vertrauen verliere er. Statt »unablässig neue Märkte zu erschließen«, solle die Zahnmedizin sich auf ihre Kernaufgabe besinnen.

Deshalb fordern Experten für Ethik ebenso wie Experten für Zahnerhaltung, die finanziellen Anreize zu ändern. Giovanni Maio hat einen Bonus vorgeschlagen, wenn Zahnärzte mit minimalstem Aufwand die maximale Zahngesundheit erhalten und Patienten davon überzeugen, keine ästhetischen Maßnahmen auf Kosten der Zahnsubstanz zu wünschen. Bislang müssen Zahnärzte besonders besonnen und tapfer sein, wenn sie die Grenzen des Machbaren zugeben und so manchen Patientenwunsch ablehnen – in dem Wissen, dass ein anderer Zahnarzt die Wünsche erfüllt.

Tipps für Patienten

Patienten sollten Werbeaussagen stets kritisch hinterfragen. Denn hinter Schlagworten wie »Ästhetik«, »Hightech« oder »Alternativ« stehen nach Ansicht des Heidelberger Professors Hans Jörg Staehle oft nur einzelne Methoden und Hilfsmittel, aber keine Konzepte. Gerade bei Leistungen, die mit Marketingslogans beworben werden, gibt es laut Staehle Hinweise auf einen fraglichen medizinischen Nutzen und »teilweise sogar Schädigungspotenzial«.

»Dental- oder Zahnkosmetikerin« sind keine geschützten Begriffe, dazu gibt es keine festgelegten Inhalte. Ähnlich wie der Titel »Schönheitschirurg« sagen sie nichts aus über die Qualifikation. Die Bundeszahnärztekammer verweist darauf, dass Bleaching ein invasives Verfahren ist und dementsprechend Zahnärzten vorbehalten sei. So untersagte das Oberlandesgericht Frankfurt am Main im März 2012 einer Zahnmedizinischen Fachassistentin (ZMF), in ihrem »Zahnkosmetikinstitut« Zahnreinigungen sowie das Bleichen von Zähnen mit Produkten durchzuführen, die mehr als sechs Prozent Wasserstoffperoxid enthalten.

Missstand 11: Evidenz? Wir können das auch so

Zahnärzte kümmern sich zu wenig um wissenschaftliche Nachweise

Als Uwe Raben vor 27 Jahren an die Uni kam, um Zahnmedizin zu studieren, erwartete er den Quell der Wahrheit. Er wurde enttäuscht. Denn nach und nach wurde ihm klar, dass die Professoren dort nicht Wissen vermittelten, sondern Meinungen vertraten. »Die *denken* nur, zwei plus zwei sind vier. Die wissen es gar nicht. Und an einer anderen Uni denken sie, zwei plus zwei sind fünf.«

Das, was der gebürtige Dortmunder erlebt hat, ist ein wenig besser geworden. Die Forschung hat Defizite abgebaut und inhaltlich aufgeholt. Aber die zahnmedizinischen Institute sind weiterhin personell und finanziell schlecht ausgestattet. Zahnarzt Uwe Raben durchlief eine Hochschulausbildung, die geprägt war von Erfahrungswissenschaft, von Eminenzen, weshalb man die früher übliche Art des Wissenstransfers auch »eminenzbasierte Medizin« nennt. Heute zählen in der Forschung nicht mehr Einzelmeinungen, sondern Nachweise aus der Fachliteratur, die sogenannte externe Evidenz. Also die Frage, ob eine Therapie auf aktuellen und verlässlichen Forschungsergebnissen beruht. Dieses eine Wort hat das Hoheitswissen vom Sockel geholt: Evidenz. Es steht für eine zentrale Frage, die man jedem Arzt stellen kann, nämlich diese: »Woher wissen Sie das?«

Evidenzbasierte Medizin braucht Belege

Die Idee, das Wissen in der Medizin nicht allein von der Erfahrung eines Arztes abhängig zu machen, sondern es systematisch durch Studien zu überprüfen, entstand bereits in der zweiten Hälfte des 18. Jahrhunderts in Großbritannien. In einem Fachaufsatz von 1793 tauchte der Begriff »Evidenz« erstmals auf. Das englische Wort »evidence« bedeutet »Aussage«, »Zeugnis«, »Beleg«. Die aktuelle Entwicklung stieß 1972 ebenfalls ein Brite an, der Epidemiologe Archie Cochrane. Nach ihm ist die Cochrane Collaboration benannt, ein weltweites Netz von Wissenschaftlern und Ärzten, das die große Menge an Studien thematisch in systematischen Übersichtsarbeiten, sogenannten Reviews, bündelt. Evidenzbasierte Medizin ist somit fast eine eigenständige wissenschaftliche Disziplin. Sie versucht das Studiengewimmel zu ordnen und Synthesen für die Praxis herauszufiltern, um das gegenwärtig beste Wissen verfügbar zu machen. Im Jahr 2000 gründete sich in Deutschland das Deutsche Netzwerk Evidenzbasierte Medizin (DNEbM). Dort gibt es einen Fachbereich Zahnmedizin.

Das Konzept der evidenzbasierten Medizin stieß nicht überall auf Zustimmung. Im Gegensatz zu Großbritannien wurde es in Deutschland nicht freudig aufgenommen. Besonders in der Zahnärzteschaft stieß man jahrelang auf Granit. Jens Türp, Professor an den Universitätskliniken für Zahnmedizin in Basel und Sprecher des Fachbereichs Zahnmedizin im Deutschen Netzwerk Evidenzbasierte Medizin, verfasste von 2001 bis 2009 mit Kollegen eine 50-teilige Serie mit Fachartikeln zur evidenzbasierten Zahnmedizin. Diese »EbM-Splitter« erschienen in der angesehenen Deutschen Zahnärztlichen Zeitschrift (DZZ) – eine beeindruckende Offensive. Trotzdem fiel Türps Bilanz ernüchternd aus.

Manche Kritik lasse »eine qualifizierte Auseinandersetzung« mit dem Konzept vermissen, schrieb Türp 2003 in einem eigenen Artikel nur über »Missverständnisse zur EbM«. 2009 stellte er fest, dass sich falsche Vorstellungen »hartnäckig« hielten – geändert habe sich seit 2003 in der Zahnmedizin »fast nichts«, obwohl in fünfeinhalb Jahren ein ganzer

Jahrgang das komplette Zahnmedizinstudium inklusive Examen durchlaufen hat. Von Zahnärzten habe es »so gut wie keine Resonanz« auf die »EbM-Splitter« gegeben, geschweige denn von den Fachorganisationen. Die Bundeszahnärztekammer und die Kassenzahnärztliche Bundesvereinigung gaben 2004 selbst zu, dass die internationale Debatte um Qualität und Evidenz »etwas verzögert« von der Zahnmedizin aufgegriffen würde.

2010 war es nicht viel besser. In einer Befragungsstudie zum Rollenverständnis von Zahnärzten zur eigenen Berufsausübung wollte das Institut der Deutschen Zahnärzte (IDZ) »wahrgenommene Tendenzen zur Verwissenschaftlichung eruieren« und fragte nach Bekanntheit und Bedeutung des Konzepts einer evidenzbasierten Medizin/Zahnmedizin. Fast 40 Prozent der Befragten kreuzten die Antwort an »Nein, sagt mir nichts Näheres«. Darunter waren besonders viele ältere Zahnärzte. Nur 13,6 Prozent der Befragten bezeichneten das EbM-Konzept für die eigene Berufsausübung als »sehr wichtig«. Gegenüber den internationalen Entwicklungen, kritisierte Jens Türp 2009, zeige die deutsche Zahnmedizin eine »erstaunliche Ignoranz und ein weit verbreitetes Desinteresse«.

Bedrohung für das eminenzbasierte Traditionswissen

Erst 2013 besserte sich der Eindruck. Nach dem Ende der 50-teiligen EbM-Serie staunten Türp und Koautor Gerd Antes, Direktor des Deutschen Cochrane-Zentrums in Freiburg, über »unerwartet viele und anhaltende Reaktionen«. Die Leser der Deutschen Zahnärztlichen Zeitschrift wünschten sich weitere Folgen. Die evidenzbasierte Zahnmedizin könne nun »als feste Größe innerhalb der Zahnmedizin angesehen werden«, stellten Türp und Antes fest. Allerdings sähen manche das Konzept einer wissenschaftlich begründeten Zahnmedizin immer noch als Bedrohung für das eminenzbasierte Traditionswissen an.

Jens Türp und Gerd Antes haben gleich eine ganze Reihe von Gründen ausgemacht, warum eine evidenzbasierte Zahnmedizin nur sehr langsam umgesetzt wird. Da ist die lange Tradition des persönlichen Herrschaftswissens, der eminenzbasierten Wissensvermittlung, die in der Zahnheilkunde besonders ausgeprägt gewesen zu sein scheint. Da ist eine Gebührenordnung, die den Stand des Wissens nicht widerspiegelt und keine Anreize setzt für eine Arbeit nach den Prinzipien der evidenzbasierten Zahnmedizin. Für eine eingehende Untersuchung am Anfang einer Behandlung erhält ein Zahnarzt bei gesetzlich Versicherten nur 15,39 Euro, bei Privatpatienten 12,93 Euro. Das ist ein geringer Betrag, für den kaum ein Zahnarzt bereit ist, sehr viel Zeit zu investieren. Gerade diese Untersuchung, die so entscheidend ist für das weitere Vorgehen, komme deshalb oft zu kurz, beklagt Jens Türp. Dagegen fänden sich sowohl in den Gebührenordnungen als auch in den Empfehlungen der Fachgesellschaften einige Maßnahmen, die aus wissenschaftlicher Sicht entbehrlich seien. Wenn Zahnärzte an nicht indizierten und daher überflüssigen Maßnahmen verdienen, obwohl eine Überprüfung der wissenschaftlichen Belege ergibt, dass eine preiswerte Lösung die bessere Wahl ist, kostet es natürlich Überwindung, das in der Praxis zu ändern.

Dazu kommt noch, dass die evidenzbasierte Medizin in den Universitäten und in den Fortbildungsinstituten weiterhin nicht systematisch gelehrt wird. Zwar kommen junge Zahnmediziner nicht an der Erkenntnis vorbei, dass viele frühere Wahrheiten nicht mehr gelten. Das zahnärztliche Wissen verdoppelt sich alle zehn Jahre, und was einmal Standardmeinung oder Standardtherapie war, kann heute überholt oder widerlegt sein. Aber es werde immer noch auf Lehrbücher verwiesen, die aber schnell nicht mehr aktuell seien, sagt Jens Türp. »Stattdessen sollten die Unis von Anfang an mit den guten systematischen Übersichten in den einschlägigen Datenbanken arbeiten. Aber viele Studenten lernen ja noch nicht einmal, wie man die findet.«

Und schließlich behindere auch die Einflussnahme von Dentalfirmen auf Universitäten, bei Kongressen und in Zeitschriften eine Umsetzung einer nachweisgestützten Zahnmedizin. Die Qualität der zahnmedizinischen Fachliteratur sei insgesamt »schlechter als gemeinhin angenommen«. Die Art und Weise, wie selbst in angesehenen Fachzeitschriften über Studien berichtet werde, offenbare »erhebliche Mängel«, kritisiert Jens Türp.

Was ist evidenzbasiert?

Der Begriff »evidenzbasiert« ist kein Qualitätssiegel. Nicht eine Methode ist evidenzbasiert, sondern das Handeln. Ein Arzt muss sich also das aktuelle Forschungswissen aneignen, bevor er eine Methode empfiehlt oder benutzt. Er muss sich um die Belege kümmern. Wenn es zu einem Thema nur wenige Studien und wenig Gewissheiten gibt, gehört auch das zum Konzept der Evidenz. Auch Meinungen anerkannter Autoritäten ohne transparente wissenschaftliche Belege sind eine Form der Evidenz, nämlich die unterste Stufe in der Hierarchie. Sie gilt so lange, bis bessere Ergebnisse vorliegen. Die persönliche Erfahrung des (Zahn-)Arztes ist neben dem Forschungsstand und den Wünschen des Patienten die dritte gleichberechtigte Säule der evidenzbasierten Medizin. Da die Gegenwehr besonders bei »eminenzbasierten« Zahnärzten groß zu sein scheint, muss das zur Beruhigung offenbar betont werden.

Von der Stellungnahme zur Leitlinie

Natürlich ist es mühsam, erlerntes Wissen immer wieder zu überprüfen. Wie die allgemeine Medizin musste sich auch die Zahnmedizin davon verabschieden, lediglich »wissenschaftliche Stellungnahmen« zu veröffentlichen. Das, was jahrelang der Standard für die Weitergabe von Wissen darstellte, war die Spitze der »eminenzbasierten Medizin«: Meinungen von einigen wenigen Experten, die quasi bei einem Glas Rotwein ihre Erkenntnisse aufgeschrieben hatten, meist durchweg ohne Belege aus der Fachliteratur und damit völlig intransparent. Die Stellungnahme der DGZMK etwa zur Implantologie, einer anspruchsvollen und fächerübergreifenden Tätigkeit, umfasste im Jahr 2005 lausige zwei Seiten. Verweise auf Studienartikel gab es überhaupt nicht. Die Leitlinie »Fluoridierungsmaßnahmen zur Kariesprophylaxe« war im Jahr 2005/06 das Pilotprojekt, um überhaupt erst Erfahrungen in der Zahnmedizin mit der Methodik der systematischen Leitlinienentwicklung zu sammeln.

Heute hat die wissenschaftliche Dachgesellschaft der Zahnmedizin, die Deutsche Gesellschaft für Zahn-, Mund- und Kieferheilkunde (DGZMK), erkannt, dass die Abstufungen zwischen Leitlinien, Stellungnahmen und Mitteilungen nachvollziehbar sein müssen. In drei zentralen Bereichen sei die Wissenschaft ganz besonders zu Neutralität und Objektivität verpflichtet, sagte DGZMK-Präsident Professor Henning Schliephake Ende 2013 auf dem Deutschen Zahnärztetag: bei der Finanzierung von Forschungsaktivitäten, bei der Beziehung von Wissenschaft und Industrie sowie bei der Erstellung von Leitlinien.

Wie dieses Wissen zusammengetragen wird, ist genau geregelt und stets überprüfbar. Ihre eigenen Stellungnahmen, so hat die DGZMK es auf ihren Internetseiten erklärt, seien »aufgrund des ständig wachsenden Informationsstandes überarbeitungsbedürftig«. Was aktualisiert oder zu Leitlinien aufgearbeitet wurde, ist nun aufgeteilt in »Wissenschaftliche Mitteilungen« und »Wissenschaftliche Leitlinien«. Die Rubrik »Stellungnahmen« wird auf Dauer entfallen. Leitlinien müssen im regelmäßigen Abstand aktualisiert werden. Darüber wacht die Arbeitsgemeinschaft der Wissenschaftlichen Medizinischen Fachgesellschaften (AWMF).

Elf Leitlinien hat die Zahnmedizin zu bieten, von der Fissurenversiegelung bis zur »implantatprothetischen Versorgung des zahnlosen Oberkiefers«. 24 weitere sind in Arbeit und sollen bis Ende 2014 veröffentlicht werden, teilweise auch bis Ende 2013. Die Dringlichkeit sei erkannt, sagt Henning Schliephake, Präsident der Deutschen Gesellschaft für Zahn-, Mund- und Kieferheilkunde (DGZMK). Die DGZMK hat zehn weitere Leitlinien angemeldet, die Deutsche Gesellschaft für Mund-, Kiefer- und Gesichtschirurgie sogar 14. Grundsätzlich könne aber nicht für jede Behandlung die beste Therapie in randomisierten, kontrollierten Studien identifiziert werden, so Schliephake, also mit einer zufälligen Verteilung der Probanden in eine Studiengruppe und eine Kontrollgruppe. Denn dieser Goldstandard der evidenzbasierten Medizin ist aufwendig, teuer und langwierig. Deshalb gibt es für Leitlinien unterschiedlich hohe Standards. S3 ist der höchste Standard und steht für eine systematische Evidenzrecherche. S1 ist der schwächste Standard und beruht auf Empfehlungen einer repräsentativ zusammengestellten Expertengruppe und hat nur den wissenschaftlichen Grad einer Empfehlung.

Hemmschuh für die Forschungsaktivitäten: Die zahnmedizinischen Abteilungen an den Universitäten leiden schon lange unter Geldmangel und sind weitgehend auf sogenannte Drittmittel angewiesen. Zudem ist die durchschnittliche Verweildauer der angestellten Zahnärzte an den Universitäten relativ kurz, weil der Großteil von ihnen nach wenigen Jahren ausscheidet, um eine eigene Praxis zu eröffnen. Daher werden meist nur Kurzzeitstudien durchgeführt, die in der Regel aber weniger aussagekräftig sind als Langzeituntersuchungen. Welch große Rolle heutzutage Drittmittel spielen, lässt sich teilweise offen in Stellenausschreibungen nachlesen. Als die Heinrich-Heine-Universität im Juni 2013 einen Professor für Zahnärztliche Chirurgie suchte, wünschte sie sich natürlich eine »international ausgewiesene« Persönlichkeit, nannte aber als erste Voraussetzung »die erfolgreiche Einwerbung kompetitiver Drittmittel«. Eine von der Industrie finanzierte Drittmittelforschung ist auch in der Medizin und in technischen Studiengängen weit verbreitet. Aber die Zahnmedizin fühlt sich vom Staat besonders knapp bedacht, weil öffentliches Geld eher zur Erforschung lebenswichtiger Themen verteilt wird.

Das ist bereits seit Jahren ein bekanntes Problem. Noch 2005 war das Urteil des Wissenschaftsrates recht vernichtend: Im internationalen Vergleich rangierten die zahnmedizinischen Forschungsleistungen in Deutschland »auf relativ niedrigem quantitativen Niveau«, und im Vergleich zur Humanmedizin sei die zahnmedizinische Forschung finanziell und personell schlecht ausgestattet. Auch die Forschungsleistungen der besten Standorte lägen im Vergleich zu guten humanmedizinischen Einrichtungen »auf niedrigem Niveau«. Wenn es heißt, die Forschung müsse gestärkt werden, geht es natürlich um Geld. Denn um die Zahnmedizin an den Universitäten finanziell besser auszustatten, müssten die Bundesländer Millionen in die Hand nehmen. Angesichts hoher Schulden scheuen sich davor viele Landesfinanzminister. Das ist auch der Grund, warum die Neufassung der völlig veralteten Approbationsordnung für Zahnmediziner jahrelang auf sich warten ließ. Die Deutsche Gesellschaft für Zahn-, Mund- und Kieferheilkunde (DGZMK) gründete 2013 eine Agentur für Wissenschaftsförderung in der Zahn-Mund-Kiefer-Heilkunde und schlug vor, eine Hochschulfinanzierung durch den Bund zu erlauben oder einen Systemzuschlag wie in den Niederlanden für die Hochschulmedizin einzuführen.

Intern sind positive Entwicklungen zu beobachten. Die Qualität der zahnmedizinischen Forschungslandschaft ist in Deutschland zwar regional recht unterschiedlich, aber die Deutsche Forschungsgemeinschaft (DFG) hat mehrere Projekte gezielt unterstützt. Eine Erhebung bestätigte Ende 2013, dass die zahnmedizinischen Forschungsleistungen aus hiesigen Universitäten in den letzten Jahren angestiegen sind. Gleiches gilt nach Ansicht selbst von Kritikern für die Zahl der wissenschaftlichen Veröffentlichungen in internationalen Fachzeitschriften und die Vorträge auf internationalen Kongressen, sodass Deutschland inzwischen im internationalen Vergleich gar nicht mehr so schlecht dastehe.

Geld und Lehre an den Unis

Beispiel Würzburg: Die Medizinische Fakultät der dortigen Universität erhält insgesamt 76 Millionen Euro. Die Zahnmedizin hat ein Fünftel der Studenten, bekommt aber mit sieben Millionen Euro deutlich weniger als ein Fünftel der Mittel. Gleichzeitig ist generell die Lehrbelastung in der Zahnmedizin viel höher als in der Medizin, die Zahl der Studenten pro Professur ist je nach Standort zwei- bis achtmal so hoch wie in der Medizin. »Und dann werden wir noch kritisiert, dass wir zu wenig Forschung machen«, sagt Ulrich Schlagenhauf, Professor für Parodontologie in Würzburg.

Die Approbationsordnung der Zahnmediziner stammt aus dem Jahr 1955. Bereits 2005 hatte der Wissenschaftsrat sie als stark veraltet eingestuft, eine »grundlegende Neuausrichtung« empfohlen und kritisiert, dass faktisch »keine staatliche Qualitätskontrolle der Prüfungen und ihrer Ergebnisse« stattfindet.

Werden in Leitlinien die richtigen Fragen gestellt?

Welche Themen in Leitlinien aufgegriffen werden, müssen die zuständigen Fachgesellschaften begründen. Entscheidende Kriterien sind Aspekte wie die Häufigkeit des Problems, Vielfalt der Verfahren und bestehende Unsicherheiten. Was aus Sicht einiger Kritiker aber in der Zahnmedizin häufig fehlt, sind konkrete Vergleichsstudien: Was hält länger – Implantat A oder B? Herausnehmbarer oder festsitzender Zahnersatz, Brücke oder Implantat? Was ist verträglicher und langfristig haltbarer: Knochenersatzmaterial A oder B? Welches Füllungsmaterial ist besser: Amalgam oder Kunststoff? Kunststofffüllung A oder Kunststofffüllung B?

Angeschoben wird diese Art der Überprüfung bislang eher von Institutionen, die außerhalb der Ärzte- und Zahnärzteschaft stehen. Vor allem von einer Einrichtung, die in der Öffentlichkeit nahezu unbekannt ist: Das Deutsche Institut für Medizinische Dokumentation und Information, DIMDI, bewertet gesundheitsrelevante Maßnahmen systematisch. Grundlage ist eine Methode, die Health Technology Assessment, kurz HTA, genannt wird. HTA-Berichte treffen Aussagen zu Nutzen, Risiken, Kosten und Auswirkungen von Therapieverfahren, Materialien oder Medikamenten. Auf der Grundlage internationaler Standards werden die vorhandenen Studien ausgewertet. So hat das DIMDI sich schon 2003 mit der medizinischen Wirksamkeit von Knochenersatzmaterialien beschäftigt, 2005 mit der Wurzelbehandlung an hinteren Backenzähnen, 2008 mit kieferorthopädischen Behandlungen und im selben Jahr mit der Haltbarkeit von Amalgam im Vergleich zu Kompositkunststoffen.

Meist wurde in diesen Berichten ein Nutzen nur vorsichtig formuliert, etwa bei den Knochenersatzmaterialien. Manchmal war es auch eine Beerdigung erster Klasse, etwa in der Kieferorthopädie. Doch große Wellen haben diese Berichte in der Zahnärzteschaft nicht geschlagen. Auch in der Politik zeigte sich keine große Regung, offene Fragen klären zu lassen – obwohl das DIMDI direkt zum Geschäftsbereich des Bundesgesundheitsministeriums gehört.

Ein weiteres Beispiel ist die professionelle Zahnreinigung: Obwohl die kritische Bewertung der Studienlage für diese Leistung 2012 im IGeL-Monitor der Krankenkassen für großen Wirbel sorgte, nimmt wohl niemand eine neue große Studie in Angriff, um die offenen Fragen zum Nutzen der Zahnreinigung bei gesunden Patienten zu klären. Für Patienten mit hohem Karies- und Parodontitisrisiko sei der Nutzen hinreichend belegt, sagt Professor Dietmar Oesterreich, Vizepräsident der Bundeszahnärztekammer. Die Hochschulen seien jedoch an der Grenze ihrer Kapazitäten und finanziellen Möglichkeiten. »Trotzdem gibt es einen deutlichen Trend innerhalb der Zahnärzteschaft zu wissenschaftlicher Evidenz«, betont Oesterreich. Auch die zahnärztlichen Spitzenorganisationen seien in den letzten Jahren deutlich zunehmend aktiv, Leitlinien zu erstellen, und zwar »in einem systematischen und am Versorgungsalltag ausgerichteten Verfahren«.

Auch kritische Zahnärzte schätzen den Aufwand für Studien mit gutem Evidenzniveau als so groß ein, dass es vermutlich nie möglich sein wird, alle zahnärztlichen Interventionen in dieser Weise zu untersuchen. Ein möglicher Kompromiss wäre es, nicht das höchste Evidenzlevel anzustreben, sondern die im Verhältnis zum Aufwand und Nutzen bestmögliche Studienform.

Interessenkonflikte

Wie in der Medizin kann es auch in der Zahnmedizin Interessenkonflikte geben. Besonders heikel ist dies bei den Autoren einer Leitlinie, weil sie ein bestimmtes Vorgehen empfehlen oder ablehnen. Die Voreingenommenheit von Autoren ist ein großes Problem. Deshalb müssen Interessenkonflikte am Ende des Dokuments angegeben werden. Der Marburger Gutachter Wolfgang Kirchhoff ist überzeugt, dass bei manchen Leitlinien »massive Interessenkonflikte« eine Rolle gespielt haben, etwa bei der digitalen Volumentomografie (DVT) oder bei der Anwendung von Knochenersatzmaterialien. Bei der Leitlinie über die Möglichkeiten der Anwendung von Knochenersatzmaterialien in der Implantologie, so sein Vorwurf, pflegten zehn von zwölf Autoren Geschäftsverbindungen zu Medizinprodukteherstellern, Medizintechnikfirmen oder Implantatherstellern. Die Leitlinie basiere nur auf einem Konsens und nicht auf einer systematischen Aufbereitung der Evidenz. »Hätte man die ausgewerteten Studien mit einem Evidenzgrad beurteilt, wäre schon vorher deutlich gewesen, dass, gemessen an internationalen Standards, keine verwertbaren Aussagen im Anwendungsbereich einzelner Produkte zu erwarten waren.« Eine Leitlinie ohne Evidenz sei aber »marketing-based medicine statt evidence-based medicine«.

Große Lücken zwischen Wissen und Handeln

Studien an Menschen müssen von einer Ethikkommission genehmigt werden. Das ist richtig und wichtig. Doch mit dem Argument der Ethik werden oft auch Forderungen ausgebremst. Bei der Debatte um den Nutzen der professionellen Zahnreinigung konnte man es wieder hören: Eine neue klinische Untersuchung zu fordern sei unethisch, da man einer Kontrollgruppe ja die Zahnreinigung vorenthalten müsse, für die man Hinweise für einen positiven Nutzen habe. Das Ethikargument darf aber nicht dafür eingesetzt werden, Überprüfungen zu verhindern. Denn Medizin ist nie mit absoluten Gewissheiten verbunden.

Für die meisten Zahnärzte war zum Beispiel jahrelang klar, dass Frontzähne nur einen Wurzelkanal haben. Das ist wichtig zu wissen, wenn man dort eine Entzündung behandeln muss. Als in Düsseldorf 2012 ein Master-Studiengang für Endodontologie eingerichtet wurde, machten die Referenten dort Frontzähne durchsichtig und ließen im Gegenlicht die Wurzelkanäle sichtbar werden. Ergebnis: 80 Prozent der Frontzähne hatten nicht einen Kanal, sondern zwei Kanäle. Und das bedeutet, dass der zweite Kanal sehr wahrscheinlich sehr oft übersehen wurde – und die Wurzelkanalbehandlung dann sehr oft nicht erfolgreich war.

Es gibt zahlreiche Beispiele, in denen sicher geglaubte Wahrheiten einer Überprüfung nicht standhielten. Deshalb ist dies ein Grundgedanke der evidenzbasierten Medizin: Innovationen müssen systematisch bewertet werden, bevor sie allgemein angewendet werden. Weil die Zahl der medizinischen Neuheiten mit glasklarem Nutzen nicht so groß ist und die

Durchbrüche auch immer seltener werden, sollte ein Mediziner nie voreilig sein mit einer positiven Bewertung. Freilich wird die Aussagekraft von Studienergebnissen immer diskutiert. Aber schon die Debatte darüber, ob man eine neue Untersuchung braucht, um den Wert einer bestimmten Methode zu klären, kann ein Fortschritt sein. Denn dabei wird im Idealfall das zugrunde liegende bisherige Wissen systematisch untersucht – Lücken können so offenbar werden. »Große Lücken« konstatierte Gerd Antes, Leiter des deutschen Cochrane-Zentrums, zwischen dem vorhandenen Wissen und dem Handeln der Ärzte und Zahnärzte. Die Erfahrung eines einzelnen Mediziners liefere zwar wertvolle Hinweise darauf, was funktioniere und was nicht, ersetze aber niemals den systematisch untersuchten Wirksamkeitsnachweis.

Abrufbare Studienresultate

Welche Studienresultate zu welchen Themen vorliegen, müssen Ärzte nicht mühsam selbst zusammensuchen. Für viele Fragestellungen ist das bereits abrufbar, etwa beim Forschernetzwerk der Cochrane Collaboration. Für die gesamte Medizin hatten die Forscher Ende 2012 rund 5.500 Auswertungen erarbeitet, also systematische Übersichten, Metaanalysen und Protokolle. Auf das Fach Zahnmedizin entfielen davon knapp über 200. Die Zahlen steigen, 2008 waren es nur rund 80. Aber es zeigt auch, dass es für viele Bereiche des medizinischen Handelns keine systematischen Übersichten oder keine »guten« Studienartikel im Sinne der Evidenz gibt.

Dass es einen Mangel an Studien, vor allem an Langzeitstudien, gab und immer noch gibt, steht bei systemkritischen Zahnmedizinern außer Frage. Das Problem existiert zwar auch in der Medizin. So lautet eine regelmäßig wiederkehrende Feststellung des Instituts für Qualität und Wirtschaftlichkeit im Gesundheitswesen (IQWiG), das im Auftrag des Gemeinsamen Bundesausschusses unter anderem den Nutzen von Arzneimitteln untersucht: »Der Nutzen lässt sich mangels Studien derzeit nicht beurteilen.« Aber in der Zahnmedizin sei dies überproportional gegeben, sagt Hans Jörg Staehle, Professor für Zahnerhaltung an der Universität Heidelberg. »Die Datenlage ist nach wie vor unbefriedigend.« Das bestätigt Klaus Koch,

Leiter der Abteilung Gesundheitsinformation beim IQWiG. Das Institut führt keine eigenen Studien durch, sondern analysiert die vorhandene wissenschaftliche Datenlage. »Wenn man kaum verwertbare Studien findet, kann man den möglichen Nutzen oder Schaden eines Produktes oder eines Verfahrens nur schwer bewerten. Und genau das ist in der Zahnmedizin häufig der Fall.«

Um die Sicherheit vor der Einführung eines neuen Implantats, eines neuen Stoffes für Zahnfüllungen oder eines Knochenersatzmaterials zu erhöhen, wird beim IQWiG eine Art Erprobungsmodell für Medizinprodukte diskutiert. Hersteller und Krankenkassen könnten sich die Kosten für neue Studien teilen. Das würde alternative Finanzierungsquellen eröffnen. Man muss auch nicht stets das Rad neu erfinden. Ein Blick in die Empfehlungen anderer Länder, die der Zahnmedizin einen hohen Stellenwert einräumen, könnte hilfreich sein. Einige Länder haben bereits Mechanismen eingebaut, um unnötige Abweichungen der Therapie zu vermindern.

Ein Schneidezahn, vier Behandlungsvorschläge

Auch wenn Ihr Zahnarzt sich noch so gut auskennt in der aktuellen Forschungslage und die bestverfügbare Evidenz vorliegt: Eine Garantie für eine einzige richtige Therapie gibt es meist trotzdem nicht. Für eine Sachlage existieren in der Medizin in der Regel stets mehrere Therapiemöglichkeiten – und mehrere können richtig sein. Egal, ob Füllung, Einzelzahnlücke oder völlige Zahnlosigkeit: Fast immer hat der Patient die Wahl und kann nach Kriterien wie Aufwand, Kosten und Ästhetik entscheiden. Fragen Sie drei Zahnärzte, und Sie bekommen vermutlich drei verschiedene Behandlungsvorschläge, selbst wenn alle drei ihre Entscheidung auf der Basis der neuesten wissenschaftlichen Erkenntnisse treffen.

Jens Türp vom Deutschen Netzwerk Evidenzbasierte Medizin hat das selbst ausprobiert: Als er 15 Jahre alt war, bekam sein oberer rechter seitlicher Schneidezahn eine Wurzelkanalfüllung. Als er 32 Jahre später in ein Brötchen biss, brach der Zahn ab beziehungsweise, wie Zahnmediziner sagen, die natürliche klinische Krone. Weil auch ein Professor für Zahnmedizin unsicher sein kann, welche Therapieoption in diesem Falle die beste ist, ging er den Fall wissenschaftlich an. Er befragte vier ausgewiesene Experten aus verschiedenen Spezialgebieten, die unabhängig voneinander ihre bevorzugte Planung auf der Grundlage der besten verfügbaren Evidenz und ihrer Erfahrung darlegen sollten. Das Ergebnis waren nicht nur vier unterschiedliche Behandlungsempfehlungen. Die Experten hatten sich auch auf unterschiedliche Literatur berufen. Nur zwei von 73 herangezogenen Literaturbelegen wurden von mehr als einem Experten zitiert. Türp beschrieb die Therapievorschläge und ihre wissenschaftliche Basis 2008 ausführlich in einer Fachzeitschrift.

Die Erklärung für die unterschiedlichen Therapieempfehlungen: vor allem die jeweilige Ausbildung und Spezialisierung der vier Experten. Und der Umstand, dass es für keine Behandlungsmöglichkeit eine herausragende Evidenz gab. Klare Hinweise für oder gegen eine bestimmte Option setzen voraus, dass es vergleichende Untersuchungen gibt. Die aber fehlen oftmals in der Zahnmedizin. Am Ende entschied Türp sich für keinen der Behandlungsvorschläge. Er ließ sich die abgebrochene Zahnkrone wieder ankleben. Die Experten hatten ihm wegen vermutlich nur kurzfristiger Haltbarkeit davon abgeraten. Doch acht Jahre später halte diese Lösung immer noch, sagt Türp.

Anreize für wissenschaftliche Arbeit fehlen in der Zahnmedizin

Zahnärzte arbeiten traditionell sehr unabhängig und fachlich wenig eingebunden in Kliniken oder in die Kollegenschaft. Häufig definieren sie die Zufriedenheit ihrer eigenen Patienten als Erfolgskriterium. Eine Überweisungskultur wie in der allgemeinen Medizin gibt es hier nur sehr selten. Insgesamt machen Fachzahnärzte nur einen Anteil von weniger als zehn Prozent aller Zahnärzte aus. Und weil es in der Zahnmedizin im Gegensatz zur Medizin nur wenige hochkarätige Stellen an den Universitäten und fast gar keine an Krankenhäusern gibt, sind die Anreize für eine wissenschaftliche Karriere nicht hoch. Die meisten Zahnärzte arbeiten nach ihrer Approbation als Niedergelassene, und für eine Kassenzulassung müssen sie nur zwei Jahre Berufserfahrung vorweisen. Aus all diesen Gründen konstatierte

der Wissenschaftsrat 2005 in seinen »Empfehlungen zur Weiterentwicklung der Zahnmedizin an den Universitäten« eine geringere wissenschaftliche Kultur in der Zahnmedizin.

Fazit

Patienten sollen nach dem allgemein anerkannten Stand der medizinischen
Erkenntnisse behandelt werden. Das ist kein hehrer Anspruch, sondern
verbindlich festgehalten in den Behandlungsrichtlinien für die zahnmedizinische Versorgung, die allerdings nur für die Versorgung der gesetzlichen
Versicherten gelten. Solange manche Zahnärzte systematisch ausgewertetes
Wissen nur zögerlich übernehmen – sei es, weil sie aufgrund mangelnder
Fachlektüre nichts davon erfahren, sei es, weil sie es für überflüssig halten
oder sie sich in der Freiheit ihrer Behandlungswahl eingeschränkt fühlen –,
gibt es gefährliche Lücken in der Qualität der Versorgung. Auf dem aktuellen Stand des Wissens zu sein und Zweifel anzuerkennen, das ist eine
wichtige Form des Patientenschutzes.

Die absolut richtige Zahnheilkunde gibt es nicht. Jede Lösung, ob Füllung,
Krone, Lückenschluss oder Zahnaufhellung, geht preiswert und geht teuer,
stets gibt es mehrere Therapiemöglichkeiten. »Wir müssen die Anreizstruk-
turen ändern, ein Bewusstsein schaffen dafür, sich nur an der Indikation zu
orientieren«, sagt Hans Jörg Staehle. Mithilfe der evidenzbasierten Medizin kann die Zahnheilkunde sicherer und einheitlicher werden – allerdings
wird es Jahre dauern. Denn der Druck ist nicht groß, anders als in der Medizin. Bei der Zulassung neuer Medikamente geht nichts ohne Studien und
evidenzbasierte Medizin. »Wenn das in der Zahnmedizin verankert wäre«,
sagt Klaus Koch, »würde ganz viel infrage gestellt.«

Bislang gibt es das Eingeständnis, die Zahnmedizin habe einen Nachhol-
bedarf in evidenzbasierter Medizin. Verglichen mit der anfänglichen Ab-
wehrhaltung, ist das ein Fortschritt, aber das reicht nicht. »Es geht kein
Ruck durch die Fachgesellschaften, sich dem Thema EbM energisch zu
widmen«, sagt Jens Türp. Wenn aus den eigenen Reihen keine Initiative
kommt, könne es am Ende nur die Politik einfordern. Ähnlich war es be-

reits bei der Qualitätssicherung, die die Zahnärzteschaft irgendwann gesetzlich vorgesetzt bekam.

Bilanz: Rote Karte für das schwarze Schaf

Die Zahnmedizin in Deutschland ist nicht so gut, wie sie sich selbst oft darstellt. Neben echten Könnern und einer erstklassigen Versorgung gibt es viel Mittelmaß und dazu noch schwarze Schafe, die ganz bewusst Freiräume im System ausnutzen. Gerade die Letzteren beschädigen den Ruf der gesamten Zahnärzteschaft. Die Baustellen sind zahlreich: mangelnde Sorgfalt, schwankende Kosten, Therapiebeliebigkeit. Dazu Lücken in der wissenschaftlichen Erkenntnis, eine gefährliche Nähe zur Industrie, ein ausufernder Fortbildungsmarkt und eine Kassenleistung im Dornröschenschlaf. Auf den Praxisschildern herrscht eine Master-Mania, und die Qualitätskontrolle lässt zu wünschen übrig.

Ja, die Zahngesundheit in Deutschland ist besser geworden. Aber das hat mehrere Gründe. Welchen Anteil die Qualität zahnärztlicher Arbeit daran hat, ist nicht ausgemacht. Die hohe Zahnarztdichte in Deutschland ist sicher kein Garant dafür. Wichtiger wäre mehr Personal in der Dentalhygiene.

Ja, in der Zahnmedizin gibt es die Besonderheit, dass nicht nur eine durchgeführte Behandlung, sondern schon eine Planung geprüft und begutachtet werden kann. Trotzdem scheinen die bestehenden Möglichkeiten nicht auszureichen beziehungsweise nicht ausreichend genutzt zu werden. Die ganz schwarzen Schafe, die mit Absicht betrügen und schaden, werden kaum offensiv aus dem Verkehr gezogen. Und die Zahnärzte, die schlecht arbeiten, wenn auch ohne Absicht, werden von der Qualitätssicherung nicht erfasst. Die Gutachterstatistik ist die einzige Größe für die Dimension der Verfehlungen, und die ist noch nicht einmal besonders aussagekräftig. Eine Disziplinargesamtstatistik gibt es überhaupt nicht.

Ja, die Standesführung ist gegenüber früheren Zeiten professioneller geworden. Die Spitzenvertreter sprechen von Qualität, Evidenz und besserer Forschung. Aber selbst wenn sie wirklich wollten: In der Hand haben die beiden Bundesinstitutionen der Zahnärzteschaft nur wenig. Bundeszahnärztekammer (BZÄK) und Kassenzahnärztliche Bundesvereinigung (KZBV) sind nicht die Macht im System. Gesundheit ist Ländersache, die BZÄK ist noch nicht einmal eine Körperschaft des öffentlichen Rechts, sondern nur ein eingetragener Verein. Die föderale Struktur ist in der Zahnärzteschaft sehr ausgeprägt, vom Disziplinarverfahren bis zur eigenen Patientenberatung regeln die regionalen Kammern und Kassenzahnärztlichen Vereinigungen alles eigenständig.

Selbst Zahnärzte sagen, die Selbstregulierung der Zahnärzteschaft sei ungenügend. Manche sagen, sie habe regelrecht versagt. Denn vor allem gegen ausgebuffte schwarze Schafe gezielt vorzugehen scheint mit den bestehenden Mitteln schwierig. Wenn ein Patient seine Beschwerde nicht schriftlich einreicht oder Klage erhebt, habe man oft keine rechtliche Handhabe. Zwar können Unregelmäßigkeiten bei Kassenleistungen theoretisch gut überprüft werden, aber die Privatleistungen sind eine Art schwarzes Loch. Zudem würden schwarze Schafe eher isoliert als bestraft. Es werde zu selten das »fachliche Fallbeil« fallen gelassen, klagt ein Zahnarzt, der als Gutachter immer wieder Fälle von Über- und Fehlbehandlung zu sehen bekommt. Auch wenn keine Standesorganisation selbst Recht sprechen oder Zulassungen entziehen kann, sollte sie bei wiederholten Verstößen den Weg dahin erleichtern und die Furcht davor verstärken, indem sie ihre Sanktionsmöglichkeiten schärfer einsetzt. Die entfalten bislang ganz offensichtlich keine abschreckende Wirkung. Wer mit Abrechnungsunstimmigkeiten oder Fehlbehandlungen auffällt, muss die Gelbe Karte sehen. Und bei Nichtbeachtung zwangsläufig die Rote.

Aber ohne die Klage eines Patienten kommt offenbar nicht viel in Gang. Vermutlich ist die Angst der Standesführung vor öffentlicher Kritik groß, wenn man sich offensiv und transparent mit schwarzen Schafen befasst.

Stattdessen wird »best practice« kommuniziert und »mal practice«, schlechte Behandlungsqualität, unter den Teppich der Kollegialität gekehrt. Auch in der Humanmedizin und in vielen anderen Bereichen wird wenig gegen schwarze Schafe unternommen. Doch die Frage der Qualität im Behandlungsstuhl betrifft nicht nur die Zahnärzte, sondern auch die Patienten und damit die Öffentlichkeit. Es geht um Gesundheit und zum großen Teil um eine öffentlich finanzierte Gesundheit.

Vor allem sollte die Zahnärzteschaft die problematischen Fälle besser zusammentragen, auch über Länder- und Kammergrenzen hinweg. Sonst gelten schwarze Schafe bei einem Gutachter, einem Richter oder einer Krankenkasse viel zu lange als Einzelfall.

Kritik aus den eigenen Reihen hört man vermutlich auch deshalb bislang selten, weil sie nicht honoriert wird. Die eigene Karriere manövriere man damit immer noch in die Sackgasse, sagen Patientenvertreter und Zahnärzte. Das klingt nicht so, als sei die Zahnheilkunde reif für eine grundsätzliche Veränderung. Doch langfristig wird eine solche Haltung wohl keine Chance haben. Langfristig wird im öffentlich finanzierten Gesundheitswesen nur noch Platz für evidenzbasierte Maßnahmen sein. Zwar ist Medizin immer auch ein Stück Kunst, Erfahrungssache und individuelles Können, aber in erster Linie braucht es systematisches und standardisiertes Vorgehen auf dem Stand der Zeit.

Freilich haben Missstände in der Zahnmedizin, ähnlich wie in der Medizin, eine komplexe Ursache und können nicht nur mit dem Verhalten des Berufsstandes erklärt werden. Eine wichtige Rolle spielen die politischen Entscheidungsträger und die Krankenkassen in diesem System, das nicht nur kompliziert ist, sondern teils auch durch gegenseitiges Misstrauen blockiert ist. Immerhin wird auch die heute so wichtige Versorgungsforschung mehr und mehr akzeptiert. Sie untersucht im Gegensatz zur Grundlagenforschung und zur klinischen Forschung die Wirksamkeit von Therapien unter Alltagsbedingungen und wird zunehmend von Institutionen der Zahnärzteschaft aufgegriffen. Anfangs wurden sie als »Zumutung« und als Disziplinierungsinstrument empfunden. Aber all das geht stets einen zähen Weg, meist eher von außen angestoßen. Verfahren dauern Jahre, nicht nur vor Gericht, sondern auch vor den Ausschüssen. Das mag teilweise gute Gründe haben, die Komplexität des Sozialrechts ist einer davon. Aber die Patientenrechte, deren Schutz gerade ein Gesetz in Form gegossen hat, sind damit nicht gestärkt.

In der Kommerzialisierung, die in der Zahnmedizin weiter fortgeschritten ist als in der Humanmedizin, kann sich der Patient endgültig verheddern, er kann aber auch klar Stellung beziehen. Aus mehr Kommerz folgt zwar nicht zwingend eine Zunahme an Fehlverhalten, allerdings eben eine Zunahme an Werbung. Wollen wir wirklich eine Zahnmedizin als Dienstleistungsdisziplin für Patientenwünsche? Einen Dentalkaufladen? Patienten müssen kritisch sein. Bei so einigen scheinbaren Helden der Branche, die etwa live im Fernsehen implantieren oder im Flugzeug, könnte eine gewisse Skepsis angebracht sein. So mancher Superzahnarzt ist unter Kollegen nicht als Könner, sondern als Blender bekannt. Das ist in der Medizin übrigens ganz ähnlich. Es ist wie so oft im Leben: Die wirklich Guten haben es nicht nötig, damit anzugeben.

Der Zahnarzt schuldet seinem Patienten eine Behandlung auf dem aktuellen Stand der Wissenschaft. Einen Heilungserfolg schuldet er nicht. Letzterer ist von vielen Faktoren abhängig, die teilweise nicht in der Hand des Zahnarztes liegen. Aber immerhin für Ersteres könnte besser gesorgt werden. Sonst steht das wichtigste Privileg der Mediziner zur Debatte: die Freiheit des Arztberufs. Kaum etwas ist der Ärzteschaft so wichtig wie diese Feststellung und dass das so bleibt. Frei bedeutet nicht, dass nichts geregelt ist, sondern dass die Ärzteschaft sich selbst reglementiert. Damit man sich des Privilegs als würdig erweist, muss am Ende aber das Ergebnis stimmen. Zahnarzt sein heißt nicht, Zahnersatzarzt oder Verkäufer zu sein.

Gegen Murks im Mund, sei es durch Über- oder durch Fehlversorgung, muss die Standesführung energischer vorgehen. Wer Schaden abwenden und eine Branche zukunftsfest machen will, muss auch unbequeme Wahrheiten aussprechen. So kann man die guten Zahnärzte stärken und den Patienten zeigen, wie man die weißen Schafe findet.

Der wichtigste Rat für Patienten: Machen Sie sich schlau und schalten Sie den Verstand ein. Unterschreiben Sie nichts unbedacht und ungeprüft.

Pflegen Sie Ihre Zähne, so wie Sie anderen wertvollen Besitz pflegen. 28 gesunde Zähne, das wissen Sie jetzt, haben einen Wert von mehreren Zehntausend Euro.

Glossar

BEMA: Abkürzung für den Bewertungsmaßstab für zahnärztliche Leistungen, Grundlage für die Abrechnung innerhalb der gesetzlichen Krankenversicherung. Wird verhandelt zwischen der Kassenzahnärztlichen Bundesvereinigung und dem Spitzenverband der Krankenkassen.

Bundeszahnärztekammer: für das Berufsrecht zuständig. Vertritt die gesundheits- und standespolitischen Interessen des zahnärztlichen Berufsstandes, Mitglieder sind die 17 Landeszahnärztekammern, die wie die kassenzahnärztlichen Vereinigungen Körperschaften des öffentlichen Rechts sind. Die Bundeszahnärztekammer ist dagegen ein eingetragener Verein und den Landeszahnärztekammern gegenüber nicht weisungsbefugt. Zahnärzte sind mit ihrer Zulassung Pflichtmitglieder in ihrer jeweiligen Landeszahnärztekammer. www.bzaek.de.

CPI: Community Periodontal Index, eingeteilt in vier Schweregrade von 0 bis 4. Vorsicht: CPI ist auch die Abkürzung für den Korruptionswahrnehmungsindex.

Dr. med. dent: Doctor medicinae dentariae, also Doktor der Zahnheilkunde

Deutsche Mundgesundheitsstudie (DMS): in regelmäßigen Abständen erneuerte große epidemiologische Untersuchung der Mundgesundheit in Deutschland. DMS I: 1989, DMS II: 1992, DMS III: 1997, DMS IV: 2005, DMS V: 2013/2014.

DGZMK: Deutsche Gesellschaft für Zahn-, Mund- und Kieferheilkunde, gegründet 1859. Eine der ältesten wissenschaftlichen Vereinigungen Deutschlands. Sie ist der Dachverband der wissenschaftlichen Gruppie-

rungen der deutschen Zahn-, Mund- und Kieferheilkunde, koordiniert die
Erarbeitung von Leitlinien für die zahnmedizinische Behandlung und den
Wissenstransfer. www.dgzmk.de.

Evidenz: leitet sich vom englischen Wort »evidence« ab und bedeutet »Aussage«, »Beleg«. Bezieht sich auf die Informationen aus wissenschaftlichen
Studien und systematisch zusammengetragenen klinischen Erfahrungen,
die einen Sachverhalt erhärten oder widerlegen. Evidenzbasierte Medizin
ist also beleggestützte Medizin.

GKV: Gesetzliche Krankenversicherung

GOZ: Gebührenordnung für Zahnärzte, Grundlage für die Abrechnung
von Behandlungen außerhalb der Regelleistungen gesetzlich Versicherter
(Selbstzahleranteil) und für zahnärztliche Leistungen für Privatpatienten

IDZ: Institut der Deutschen Zahnärzte, gemeinsame Forschungseinrich-
tung der Bundeszahnärztekammer und der Kassenzahnärztlichen Bundesvereinigung www.idz-koeln.de.

IQWiG: Unabhängiges wissenschaftliches Institut, das im Auftrag des Gemeinsamen Bundesausschusses den Nutzen und den Schaden von medizinischen Maßnahmen für Patienten untersucht.

KZBV: Kassenzahnärztliche Bundesvereinigung, besteht aus 17 KZVen
und vertritt als Körperschaft des öffentlichen Rechts die Interessen der
Vertragszahnärzte (»Kassenzahnärzte«) Deutschlands und sichert die vertragszahnärztliche Versorgung. Für das Vertragszahnarztrecht zuständig.
Die Kassenzahnärztlichen Vereinigungen (KZVen) überwachen die Pflichten der Vertragszahnärzte und die Qualität der erbrachten Leistungen.

Leitlinien: werden von den wissenschaftlichen Fachgesellschaften verfasst
und geben dem Zahnarzt Orientierung. Sie sollen die Behandlungsqualität
verbessern. Im Gegensatz zu den Richtlinien des Gemeinsamen Bundesausschusses gelten sie medizinisch nicht als verbindlich, begründete Abweichungen sind erlaubt. Juristisch aber, etwa bei Prozessen um die mögli-

che Haftung eines Arztes für einen Behandlungsfehler, zählt grundsätzlich, ob der Arzt/Zahnarzt mit der erforderlichen Sorgfalt nach dem aktuellen Stand der Wissenschaft gehandelt hat. Ein Gutachter vor Gericht muss diese Leitlinien als ein Indiz berücksichtigen bei der Ermittlung des im Einzelfall geltenden Standards.

Parodontitis: entzündliche Erkrankung am sogenannten Zahnhalteapparat, die auf den Knochen übergreift und auf die Gewebestrukturen, die den Zahn fest an seiner vorgesehenen Stelle halten (»Zahnbett«). Medizinisch steht die Endung -itis für eine Entzündung. Der veraltete Begriff »Parodontose« stand für Zahnbetterkrankungen allgemein.

Prothetik: allgemein ein künstlicher Ersatz für Körperteile, in der Zahnmedizin umfasst der Begriff Kronen, Brücken und Prothesen.

Regelversorgung: Als Regelversorgung, umgangssprachlich Kassenleistung genannt, wird die Versorgung durch die gesetzlichen Krankenversicherungen bezeichnet, eine Art zahnmedizinisch notwendige Standardtherapie. Nach dem Wirtschaftlichkeitsgebot haben die Kassen eine ausreichende, notwendige, wirtschaftliche und zweckmäßige Versorgung ihrer Versicherten zu garantieren (Sozialgesetzbuch: § 56 SGB V). Die Leistung orientiert sich nicht an der Therapie, sondern am Befund. Der Festzuschuss wird an die KZVen überwiesen und geht erst von dort an den Zahnarzt.

Richtlinien: regeln die vertragszahnarztärztliche Versorgung, gelten also nur für Kassenleistungen. Sie werden vom obersten Gremium der Selbstverwaltung aus Krankenkassen und Zahnärzten beschlossen und sind verbindlich.

Sachverständigenrat zur Begutachtung der Entwicklung im Gesundheitswesen, kurz SVR: hieß bis 2003 »Sachverständigenrat für die Konzertierte Aktion im Gesundheitswesen« und erarbeitet regelmäßig Gutachten, die der Politik als Grundlage dienen sollen. Die Zahnmedizin und die Lage bei Zahn-, Mund- und Kieferkrankheiten wurden zuletzt im Gutachten »Bedarfsgerechtigkeit und Wirtschaftlichkeit« im Jahr 2000/01 analysiert. www.svr-gesundheit.de

Vertragszahnärztliche Versorgung: die Arbeit der Kassenzahnärzte für gesetzlich Krankenversicherte. Sie umfasst unter jeweils festgelegten Voraussetzungen z. B. Vorbeugung und Früherkennung, Zahnersatz und kieferorthopädische Maßnahmen.

Wurzelspitzenresektion, kurz WSR: Kappung der Wurzelspitze im Fall einer Entzündung

Zentrum Zahnärztliche Qualität, kurz ZZQ: gehört zum Institut der Deutschen Zahnärzte und berät die Trägerinstitutionen BZÄK und KZBV bei Fragen der Qualitätsförderung in der zahnärztlichen Berufsausübung, z. B. durch die Entwicklung und Beurteilung von Methoden und Instrumenten der Qualitätsförderung

Adressen und Informationen

Beratungsseiten der Zahnärzteschaft im Internet:
Patienteninformationen der Bundeszahnärztekammer: http://www.bzaek.de/patienten.html

Medizinischer Beratungsdienst der Zahnärzte: www.mdz-online.de
Initiative proDente: www.prodente.de

Unabhängige Patientenberatung Deutschland (UPD):
Beratungstelefon: 0800/011 7722
http://www.upd-online.de/startseite.html

Gesundheitsinformationen des Instituts für Qualität und Wirtschaftlichkeit im Gesundheitswesen (IQWIG):
http://www.gesundheitsinformation.de/zaehne.82.67.de.html

Hier finden Sie die Richtlinien zur zahnärztlichen Behandlung:
http://www.g-ba.de/informationen/richtlinien/zum-unterausschuss/9/

Hier finden Sie die Leitlinien für die Zahnmedizin: Arbeitsgemeinschaft der wissenschaftlichen medizinischen Fachgesellschaften:

http://www.awmf.org/leitlinien/aktuelle-leitlinien/ll-liste/deutsche-gesellschaft-fuer-zahn-mund-und-kieferheilkunde.html

Der Verein der Medizinrechtsanwälte unterhält ein Medizinrechtsberatungsnetz:

Mcdizinrechts-Beratungsnets des Vereins der Medizin-Rechtsanwälte:
http://www.medizinrechts-beratungsnetz.de

Aktion zahnfreundlich: www.zahnmaennchen.de

Weiterführende Informationen:

Viele Recherchequellen im Buch sind extra so konkret formuliert, dass sie leicht auffindbar sind. Hier finden Sie zusätzlich Tipps zum Weiterlesen:

Richtlinien zur zahnärztlichen Behandlung:
http://www.g-ba.de/informationen/richtlinien/zum-unterausschuss/9/

Leitlinien für die Zahnmedizin: Arbeitsgemeinschaft der wissenschaftlichen medizinischen Fachgesellschaften:

http://www.awmf.org/leitlinien/aktuelle-leitlinien/ll-liste/deutsche-gesellschaft-fuer-zahn-mund-und-kieferheilkunde.html

Qualität und Strukturen der zahnmedizinischen Versorgung in Deutschland: Antwort der Bundesregierung auf die Kleine Anfrage der Fraktion Bündnis 90/Die Grünen, Drucksache 17/9717, vorgelegt am 22. Mai 2012

http://dip21.bundestag.de/dip21/btd/17/097/1709717.pdf

Bundeszahnärztekammer: Statistisches Jahrbuch 2011/2012 (kann für zehn Euro bestellt werden: http://www.bzaek.de/wir-ueber-uns/daten-und-zahlen/statistische-publikationen/statistisches-jahrbuch.html)

Kassenzahnärztliche Bundesvereinigung: Jahrbuch 2012 (kann für acht Euro bestellt werden: http://www.kzbv.de/printprodukte-bestellen.500.de.html)

Behandlungsfehlerstatistik 2012 des Medizinischen Dienstes der Krankenversicherung (MDK):
http://www.mds-ev.de/media/pdf/8_-_Bericht_BHF-Begutachtung_2012_final.pdf

Sachverständigenrat für die Konzertierte Aktion im Gesundheitswesen (2001): Bedarfsgerechtigkeit und Wirtschaftlichkeit. Band III. Über-, Unter- und Fehlversorgung.

Gutachten 2000/2001
http://www.svr-gesundheit.de/index.php?id=171

Frei zugänglich sind die Publikationen des Instituts der Deutschen Zahnärzte: http://www.idz-koeln.de/

Viele Fachzeitschriften sind nicht frei zugänglich. Die »Hauszeitung« der Zahnärzte sind die »Zahnärztlichen Mitteilungen« (ZM): http://www.zm-online.de/

Viele kritische Berichte bietet die Zeitschrift »Forum« des Deutschen Arbeitskreises für Zahnheilkunde (DAZ): http://www.daz-web.de/

Die EbM-Splitter zum Thema Evidenz in der Zahnmedizin sind zu finden auf www.online-dzz.de

Arbeitsgruppe gegen Abrechnungsbetrug (argab): Initiative gegen Fehlverhalten im Gesundheitswesen http://www.argab.de/argabhp/

Bücher:

Stiftung Warentest: »Gesunde Zähne. Vorsorge, Behandlung, Kosten«, 16,90 Euro

Jochen Bauer, Thomas Neumann, Rüdiger Saekel: Zahnmedizinische Versorgung in Deutschland. Mundgesundheit und Versorgungsqualität – eine kritische Bestandsaufnahme. Huber-Verlag 2009, 39,95 Euro

Wolfgang Kirchhoff/Krista Federspiel: Lückenlos. Die goldenen Geschäfte der Zahnärzte. 1988 (nur noch gebraucht erhältlich)

Martin Bonsmann, Gaby Miketta, Wolfgang Diener: Zahnimplantate.
Dritte Zähne mit festen Wurzeln. Vorteile, Risiken, Kosten. 1998

Ratgeber-Hefte:

Stiftung Warentest, Zeitschrift »test Spezial Zähne« 05/2005

http://www.test.de/presse/pressemitteilungen/test-Spezial-Zaehne-
Schwere-Zeiten-fuer-Zahnpatienten-Beim-Zahnarzt-wird-vieles-teu-
rer-1263344-0/

Stiftung Warentest, Zeitschrift »test« 03/2010: Kieferorthopädische Behandlung. Fehlende Transparenz

http://www.test.de/Kieferorthopaedische-Behandlung-Fehlende-
Transparenz-1847439-0/

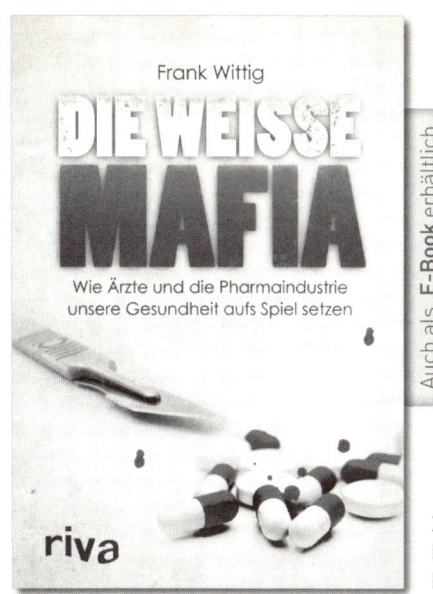

Frank Wittig

DIE WEISSE
MAFIA

Wie Ärzte und die Pharmaindustrie
unsere Gesundheit aufs Spiel setzen

Auch als E-Book erhältlich

riva

224 Seiten
Preis: 19,99 € [D] | 20,60 € [A]
ISBN 978-3-86883-271-6

Frank Wittig

Die weiße Mafia

Wie Ärzte und die Pharma-
industrie unsere Gesundheit
aufs Spiel setzen

In unserem Gesundheitssystem herr-
schen mafiöse Verhältnisse. Um den Profit
der Ärzte und der Gesundheitsindustrie zu
sichern, werden überflüssige Operationen
durchgeführt und Medikamente verschrieben, die mehr schaden als nutzen. Gesunde
werden zu Kranken erklärt, weil Laborwerte
willkürlich festgelegten Normen nicht entsprechen oder Röntgenbilder völlig unbe-
denkliche Abweichungen vom Ideal zeigen.
Die industrienahe »medizinische Selbstverwaltung« weigert sich, auf wissenschaftliche
Erkenntnisse zu reagieren. Der mehrfach
preisgekrönte Wissenschaftsjournalist Frank
Wittig recherchiert seit vielen Jahren im
Medizinbetrieb und ist dort auf skandalöse
Zustände und eine »weiße Mafia« aus Ärzteschaft und Industrie gestoßen, die sich gna-
denlos an Gesunden und Kranken bereichert.

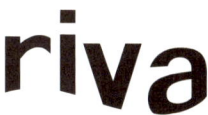

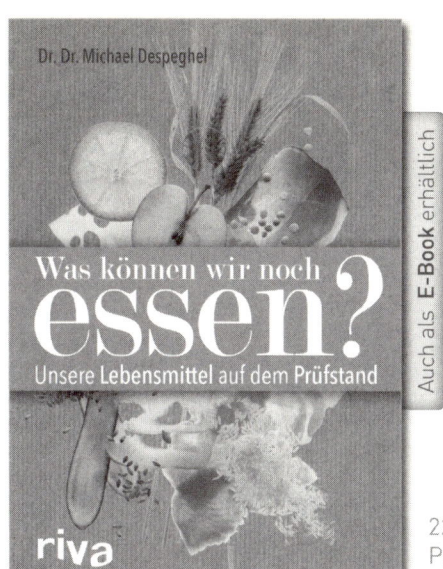

Dr. Dr. Michael Despeghel

**Was können wir
noch essen?**

Unsere Lebensmittel auf dem
Prüfstand

224 Seiten
Preis: 16,99 € [D] | 17,50 € [A]
ISBN 978-3-86883-263-1

In Zeiten von Fleischskandalen, Genmais, landwirtschaftlicher Massenproduktion und Epidemien durch verunreinigte Nahrungsmittel haben wir die Orientierung und das Vertrauen in unser Essen verloren.

Was können wir noch essen? Dieses Buch liefert klare und für jedermann verständliche Antworten auf diese Frage. Dabei finden nicht nur gesundheitliche, sondern auch ökologische und ethische Aspekte Beachtung. Das Buch bespricht alle bei uns gängigen Nahrungsmittel – von Gemüse und Obst über Brot, Fleisch und Fisch bis zu Fertiggerichten und Fast Food. Tabellen zeigen auf einen Blick die jeweiligen Eigenschaften und Inhaltsstoffe der Produkte. Sie ermöglichen es dem Leser, sich im heutigen Ernährungsdschungel zurechtzufinden und Lebensmittel auszuwählen, die ihm guttun und die Umwelt schonen.

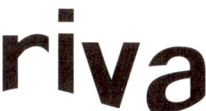

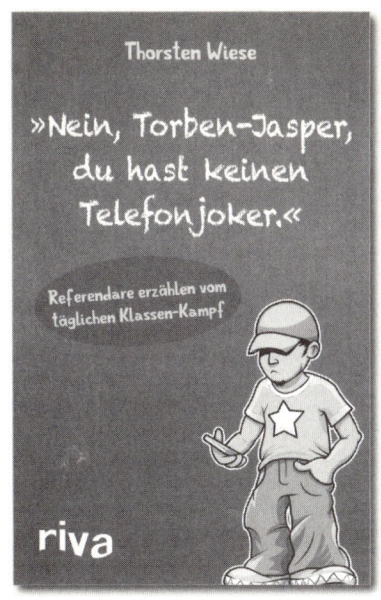

208 Seiten
Preis: 9,99 € [D] | 10,30 € [A]
ISBN 978-3-86883-343-0

Thorsten Wiese

Nein, Torben-Jasper, du hast keinen Telefonjoker.

Referendare erzählen vom täglichen Klassen-Kampf

Zwischen den Pausen der Clown sein – so haben sich viele Referendare den Einstieg an der Schule nicht vorgestellt. Aber für den Nahkampf an der Bildungsfront hat die Uni sie nicht ausgebildet. Zwei Jahre lang heißt es: Augen zu und durch. Es sind unglaubliche Geschichten von ungeahnten Konflikten mit Sarah-Cheyenne und Leon-Justin. Von wundersamen Begegnungen mit dementen Alt-Lehrern, durchzechten Klassenfahrten, chaotischen Lehrproben. Die unerbittliche Einsicht: Es läuft einiges falsch im Bildungssystem.

In diesem Buch berichten sie vom täglichen Wahnsinn des Referendariats – von Überforderung, Furchtlosigkeit und Idealismus. Willkommen im Klassen-Kampf!

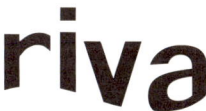

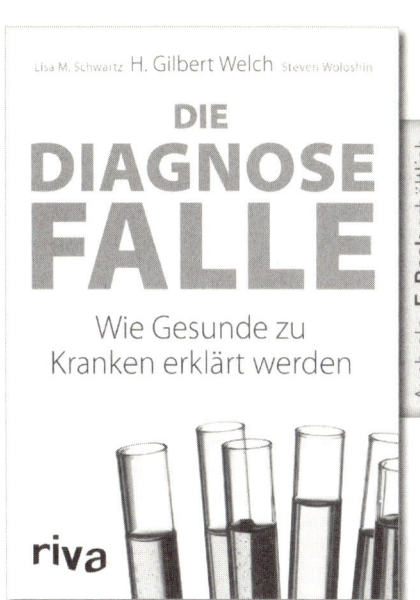

336 Seiten
Preis: 19,99 € [D] | 20,60 € [A]
ISBN 978-3-86883-331-7

Dr. H. Gilbert Welch
Dr. Lisa M. Schwartz
Steven Woloshin

Die Diagnosefalle

Wie Gesunde zu Kranken erklärt werden

Durch geänderte Grenzwerte, immer genauere Screeningmethoden und neue Geräte sind die Diagnosen von Bluthochdruck, Osteoporose, Diabetes und Krebs in den letzten Jahren explodiert, während die Zahl der Todesfälle nahezu konstant blieb. Es werden also Millionen Menschen ohne Symptome zu Patienten gemacht und wegen Krankheiten behandelt, die sie nie beeinträchtigt hätten. Die Diagnosefalle ist zugeschnappt.

Zahlreiche Studien ziehen den Sinn und Nutzen der neuen Untersuchungsmethoden in Zweifel. Hier setzt die Arbeit von Dr. H. Gilbert Welch, Mediziner und anerkannter Experte für Vorsorgeuntersuchungen, an, der zusammen mit seinen Kollegen Dr. Lisa M. Schwartz und Dr. Steven Woloshin die Effekte von Präventivmaßnahmen auf die Gesundheit von Patienten akribisch studiert und gemessen hat.

Wenn Sie sich unnötige Sorgen, Behandlungen und Ausgaben ersparen wollen, dann brauchen Sie dieses Buch!

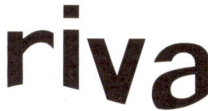